卢岳华_____著

医学的无奈
与生命的尊严

透过医学难题看生命的底色

GUANGXI NORMAL UNIVERSITY PRESS
广西师范大学出版社
·桂林·

医学的无奈与生命的尊严
Yixue de Wunai yu Shengming de Zunyan

图书在版编目（CIP）数据

医学的无奈与生命的尊严：透过医学难题看生命的底色 / 卢岳华著. —桂林：广西师范大学出版社，2018.10（2019.5 重印）
ISBN 978-7-5598-1278-0

Ⅰ．①医… Ⅱ．①卢… Ⅲ．①医学－研究②生命哲学－研究 Ⅳ．①R②B083

中国版本图书馆 CIP 数据核字（2018）第 234401 号

广西师范大学出版社出版发行

（广西桂林市五里店路 9 号　邮政编码：541004）

网址：http://www.bbtpress.com

出版人：张艺兵

全国新华书店经销

长沙鸿发印务实业有限公司印刷

（湖南省长沙县黄花镇黄垅村黄花工业园 3 号　邮政编码：410137）

开本：720 mm × 960 mm　　1/16

印张：16　　　字数：185 千字

2018 年 10 月第 1 版　　2019 年 5 月第 2 次印刷

定价：48.00 元

如发现印装质量问题，影响阅读，请与出版社发行部门联系调换。

序 言（一）

近日，湖南省卫生厅原厅长、湖南省政协副主席，长江学者、生命科学专家张健先生，向我推荐湖南师大医学院卢岳华教授的一本书稿——《医学的无奈与生命的尊严》。读后启迪良多。

人类对生命、对疾病的认识是一个不断深化的过程，在其中的某个阶段，难免有"不足"，有"误区"，有"无奈"。作者试图通过对"心身疾病""亚健康""毒品成瘾"和"死亡"等专门章节的论述，探讨当下生命科学中存在的医学"盲区"和"弱视区"；试图通过对所谓"基因决定"、癌症的发病与应持态度、外科类疾病挥刀"一切了事"，以及肿瘤标志物的泛化检查等章节的专门讨论，澄清人们思想上的认识"误区"；试图通过对"陌生"病毒所引起的感染性疾病、产妇和新生儿偶发的严重病症、抑郁症以及老年性痴呆等一系列急、难、重症疾病的剖析，告诉人们医学面前有凶险，有"硬骨头"，有"无奈"。作者深刻却又生动地告诉人们，医学的发展是一个过程，任何时候都不是终结的、万能的。对此，我们应当正确认识，积极探索，不能过高期待，盲目追从；并且作者告诉年轻的医学生和医生，乃至期待所有临床工作者和医学科研工作者永远保持这样的认识：医学还很年轻，正在不断发展，它的发展将永远在路上，认识

"无奈"是为了更加"有为"。

与此同时，作者几乎是向所有人呼吁：医学难免有无奈，生命不可没尊严。人类在破解医学难题和行使医学使命的时候不要忘记厚植生命的尊严！

该书是涉及基础医学、临床医学、预防医学、医学哲学、医学伦理学、医学社会学和医学心理学等范畴的综合性医学人文专著，是作者积四十余年医学临床、教学和科研的所学所获；是作者从事"三甲"医院与高校管理，包括出国访学经历中的所察所思汇聚而成的，难能可贵。加上文字浅显生动，含义深刻隽永，可读性强，值得追求健康的人们和所有涉医人员一读与思考。

应作者之约，是为序。

卫生部原部长

张文康

2018年3月

序　言（二）

卢岳华教授的精心竭诚之作《医学的无奈与生命的尊严》终于出版了，这是值得可喜可贺的大好事！

我与卢岳华教授曾是湖南师范大学的同事，共事时间很长，整整十年。十年同事，我了解他的为人为学为官。

回想起当时在翠林掩映的湖南师大办公楼的阳台上，他与我聊到他要写书的事，已经是八年之前的事了。他告诉我，他要认真写一本书。我问他写什么书，他说想写一本关于医学的书。他要写本医学的昌明与无奈、医学与生命尊严之关系的书，要破解一些医学的误区，纠正医学界习以为常的一些错误观念。医学的昌明，生命的尊严，这些我当然是懂得的。至于医学的无奈，以及医学与生命尊严两者之间的关系，我的理解并不深入。我想，当今医学昌明，医学还有无奈吗？医学与生命的尊严有何关系？他向我解释，并举例说明，使我终于明白医学的确有许许多多的无奈，医学与生命的尊严有着密切的关系。

我当时就觉得，写这本书是很有必要的。因为就我读书所及，讲医学昌明的书是有的，但讲医学无奈的书以及医学与生命尊严关系的书是很少的。我说，你写出来后，我可以作为第一个读者，先睹为快。

书稿终于写出来了，我花了四天时间认真拜读了这本书，一字一句，不敢懈怠，不敢苟且。虽然书中的专业术语很多，但读来我十分兴奋。读完书稿，掩卷而思，我慢慢懂得这是一本什么样的书。

我深深地感到这是一本求真创新之书，是一本仁爱之书，也是一位有良心的医学科学家大胆剖析本领域、暴露本专业有诸多无奈的书，更是一本呼唤尊重人类生命与人类尊严的书。总之，是一本凝聚着科学精神与人文精神的书。

第一，这是一本求真之书。追求创新、追求真理是任何科学最本质的特征。医学是科学，当然也不例外。不过，卢岳华教授这本书除了求真创新外，还加进了自己独特的求真，就是把医学的无奈毫无保留地告诉世人，告诉本领域的专家学者，告诉全社会的普通大众。

他告诉你：医疗并非完美，医学也是有缺陷的。他说，一位哲人说过，医学属于科学的范畴，科学给予人们开启天堂之门的钥匙，可是稍不小心，这把钥匙同样也可打开地狱之门。许多医疗技术和手段，常是一柄恼人的双刃剑，它既可以是帮助你战胜病魔的"神器"，若不慎重使用，也可成为你戕害自我的"妖杖"。

他说：临床上，人们追求的是有效性和安全性的最大化，同时希望把有害性和不利性变得最小，但许多时候往往会事与愿违，不得不让医者和患者在二者关键点上，去做痛苦的抉择。

他还说：医者深知，在当今的医疗实践中，他们常常会遇到不少尴尬，只是他们没有时间或自感时机尚不成熟而没能和盘托出而已。

他还告诉你一个药物的真实世界。他说：药物是颗摧毁疾病这个"碉堡"的"炸弹"，药物也可能成为给人类造成痛苦和不幸的"灾星"。世界卫生组织调查表明，全球1/3以上的死亡病例并不是疾病本身导致的，而是不合理用药造成的。

卢岳华教授在这里告诉我们这样一个真实的医药世界，是不是使我们深感振聋发聩？

这种无奈，不仅仅是作为科学的医学的无奈，也是以治病救人、救死扶伤为天职的医生的无奈。面对这种无奈，有时医生比病人更痛苦。卢岳华教授就是要告诉大家，有的病人治不好，不仅仅是医学的尴尬，医生也是尴尬的；不仅仅病人和亲人是痛苦的，医生也是痛苦的。但这一张纸，很少有人捅破。卢岳华教授就是要捅破这张纸，让大家明白医学的尴尬、医学的无奈，以及医生的尴尬、医生的无奈。

卢岳华教授在这本书中告诉了我们一个真实的医学世界：医学有着伟大的成就，有着光明的未来，但也有着很多的无奈。对这种无奈，人们要有思想准备，既不要急于求成，也不要灰心丧气。他呼唤同仁们努力奋斗，艰苦探索，"路漫漫其修远兮，吾将上下而求索"。

第二，这是一本求仁之书。医术者，仁术也。医学追求悬壶济世、治病救人的人道精神。医学本身就包含两个最主要的内容：一是医术，指专业水平；一是仁术，指职业道德。

卢岳华教授的书中贯穿了两种精神，一是科学精神，一是人文精神。科学精神主要是求真创新，人文精神主要是求仁求善。他呼唤从多学科来塑造医学的这种求仁求善的人文精神。他说，在生物医学中遇上的难题，并不妨碍我们到社会医学、心身医学或预防医学中去求解。在生命和医学的大体系中，医学哲学、医学伦理学等医学人文都应成为不可或缺的重要元素。只有处在宽泛视野中的医学，才会走得更远，才会更加充满活力。

有人会说，医学本来就是要求仁求善的，还用得着多说吗？

我的看法是，不见得。不要以为广大医务工作者都懂得医者仁术的精神，有时是"不识庐山真面目，只缘身在此山中"，当局者迷。即使懂得，也未必都能落实在行动中，这就是所谓知易行难。医务工作者要做到落实于细枝末节，一生始终坚持，将之作为自己的生活习惯，就不是那么容易的了。

我觉得，任何的事业有成者，都必须有悲悯情怀，医者尤甚。这种悲悯情怀，驱动着人怀着一颗救世的菩萨心肠去干自己的事业。我经常想，一个人如果没有悲悯情怀，就不可能一辈子去干辛辛苦苦的事业。他不是为了钱，对于钱，有用就够了；他不是为了名，名对于他来说，是过眼烟云；他不是为了权，权对他来说，是身外之物。彻底觉悟的人生，达到了高境界的人生，是超越权、名、利的。他们心中只有悲悯情怀。他看到这个世界上有如此多的人类苦难和无奈，感动了，流泪了。一股强大的驱动力，驱使他去关心这个世界，关心那些苦难和不幸的苍生。我很欣赏英国哲学家罗素的人生哲学，谈到为什么而活时，他说："三种单纯然而极其强烈的激情支配着我的一生，那就是对爱情的渴望，对知识的追求，以及对人类苦难痛彻肺腑的怜悯。这些激情犹如狂风，把我在深深的苦海上，肆意地吹来吹去，达到濒临绝望的边缘。"罗素讲的是人生观，是一种人生境界。他还说："美好的人生是为爱所激励，为知识所指引的人生。"医学是一门关于人的学问，医生是一门仁爱的职业。作为一位医生，没有专业水平，就是庸医；没有仁爱之心，就是没有医德。卢岳华教授这本书从头到尾贯穿着这样一种高贵的悲悯情怀。

第三，这是一本呼唤生命尊严的书。人的生命是宝贵的，中国传统文化中一个优秀的传统就是对人尊严的重视，人与天地被合称为"三才"。人是什么？东汉时期《说文解字》解释说，人是天地之间最为宝贵的。卢岳华教授充分吸收了古今中外这一优秀传统，在书中贯穿着一种精神，就是对生命尊严的尊重。

他在导言中说：拥有健康的人，往往拥有更多的生命尊严感。

他还说，医学虽然不能改变人类的生老病死的自然规律，但它却可以在坚守救死扶伤、解除患者痛苦的天职的基础上，让每个人更加敬畏生命，尊重生命，让每个人的生命历程变得更加拥有生命尊严感！只要是人，只要是生命，就应在出生时获得全方位的呵护，患病时获得全身心的关爱，步入死亡时获得全时空的尊重。

卢岳华教授告诉我们，我们对生命要有一个清醒而高贵的认识，敬畏生命，珍惜生命，活要活得有尊严，死也要死得有尊严。

他反对外科手术不分情况"一切了之"的做法。他说，外科手术给我们带来了福音，大大地减少了病人的痛苦。但他反对外科医生不慎重地一切了之的做法。他说：如果鼓励外科医生在手术畅想曲中冷静适时地添加个休止符，在激昂连贯的旋律中有适当的休止和停顿，这一曲交响乐会不会产生更加完美的效果？当下，医学的许多外科手术指南还在不断细化，科学技术将会更加发达，人文认知更趋深入，我们可否呼吁大家，在对人体的许多器官可以"刀下留情"的情况下，更加善以待之？生命是神圣的，对它保持必要的敬畏和行使高度的守护之责，可否真正成为医生的神圣职守和医学的天然使命？

这既是卢岳华教授的科学警告，又是对生命尊严的郑重呼唤，同时还是在告诉医生们和我们这些普通大众，人的生命是神圣的，人身上的任何东西都是遵循生物学的规律演变进化而成，俨然是造物主的精心安排，不可轻举妄动，一切了之，要敬畏生命，尊重生命。

卢岳华教授曾经告诉过我，当年他在日本留学时，看到日本的许多医院，一旦病人死去，医生们会整整齐齐地站立在逝者的两旁，肃穆地望着逝者离去。这是在表达对生命的尊重，对死者的尊重。人希望健康地活着，有尊严地活着，即使病了，也要病得有尊严，即使死了，也要死得有尊严。卢岳华教授呼唤所有的人，特别是医务工作者，要对生命充满敬畏，要尽力去维护人的尊严。这也是卢岳华教授写作这本书最重要的目的之一。

《医学的无奈与生命的尊严》就是这样一本书，是一本求真创新的书，是一本求仁求善的书，是一本呼唤生命尊严的书。

有人会说，这求真、求仁、呼唤生命尊严，都是高大上的，与我关系不大。但如果把一切价值都看成工具价值，忽视或者藐视作为目的价值的真善美，用有用有利来否认真善美，将会使我们这个民族变得低级，变得庸俗。其实，这看似与我们无关的高大上的目的价值，与每一个人都息息相关。

一个人的改变，观念改变是根本。观念的改变，就是人生的改变，而且是最根本的改变。读了这本书，可能会改变你的许多观念。比如：

第一，这本书会改变你的医学观。原来我们都觉得现在医学昌明且日新月异，没有解决不了的医学难题；原来我们以为，医院没有什么病是治不好的，只要是好医院，进了好医院就可放心了；原来我们以为，好的医生可手到病除，妙手回春。但这本书告诉我们，不完全是这样。到目前为止，医学上的难题不少，解决不了；许多未解之谜还处在探索之中；即使某个谜被破解了，可能新的问题又来了。医院、医生都想治好病，但是医院、医生有着诸多无奈——不是每一个病人都能治好的，医生是与死神打交道最多的人。

第二，这本书会改变你关于环境对生命和健康的影响的观念。卢岳华教授说：环境可影响遗传导致基因突变。表现突变的载体是基因，而引发突变的原因可能是遗传，更可能是环境。WHO 组织研究发现，在影响人体健康和寿命的宏观因素中，生物遗传因素仅占 15%，远没人们想象的高；包括自然环境、社会环境和心理环境在内的环境因素，占 17%；医疗卫生服务因素占 8%；生活方式和行为因素占 60%。

他还说，2010 年 WHO 调查结果显示，目前有 9 种生活方式与癌症发生具有高度相关性，包括饮食习惯不合理、吸烟、过量饮酒、缺乏体育锻炼、居室内外环境污染等。其中高脂肪、高蛋白和低纤维素饮食习惯可能是大肠癌、胃癌等肿瘤发病的高危诱发因素，频繁饮酒可能引发肝癌和口腔癌发生。

因此，这本书会让你认识到，生活方式是决定人健康与长寿的主要因素。

第三，这本书会改变你的健康观。我们原来知道，健康的含义包括身体健康和心理健康。但引用 WHO 的"健康"标准，书中说："健康不仅仅是没有疾病或不虚弱，而且是躯体上、精神上和社会适应方面的完好状态。"卢岳华教授分析，这个健康概念，至少蕴含了三种颇有意义的内核：

一是健康不仅是身体的完好，还应包括精神（心理和道德）上和社会适应上的完好状态，且后二者对于人类尤为重要。因为精神和社会适应上长期不健康状态也会引起疾病。全面健康必须以生理健康为基础，以心理健康为条件，以社会环境健康做保障。

二是健康与疾病是相对立而存在的，没有发现疾病并不等同于健康。

三是健康是人类生存的基本权利之一。维护个体和群体的健康，是社会组织和每个社会成员必须遵循的共同义务，社会组织有责任公正地为社会成员提供维持健康的必要条件。反过来，社会成员也应增强健康意识，自觉地参与到保障社会大众健康的行列中去。

看到这些，难道不会影响甚至改变你的健康观吗？我认为，一定是会的，改变健康观，再付诸行动，会使你的人生变得更加健康幸福。

第四，这本书会改变你的生死质量观，清醒认识生与死、死与生的关系。

卢岳华教授说，人生的生老病死，都要有质量：

"生"——可提高优生率和降低新生儿死亡率。

"老"——可通过科学保健和锻炼，尽可能延缓衰老进程。

"病"——可积极有效治疗并减少其痛苦。

"死"——可适度提高死亡质量指数。

活要活得健康，有质量；死要死得有质量，有尊严。生如夏花之绚烂，死如秋叶之静美。

他呼吁，不要过度医疗，过度医疗是死亡质量下降的原因之一。他说，导致死亡质量下降的原因，一般不外乎两点：一是医疗不足，二是过度医疗。

他呼吁，提前认识死亡，才会敬畏生命。死亡是每个人特定的归宿，就像每朵鲜花最后必然枯萎一样，枯萎是鲜花的归宿，死亡是人和动物的归宿。

他说，乔布斯曾在耶鲁大学的毕业生演讲中讲过："死亡是生命的最伟大的发明。"人们要学会"向死而生"。倘能这样，"死"的意义才可以赋予人们生命的珍贵。一个人只有在开始懂事时，就意识到自己也有死亡的时候，才会开始思考生命的真谛，从而大彻大悟，不再简单地去沉溺享乐，任性懒惰，习惯世俗，不再简单地沉迷于金钱、物质和名位。正如法国哲学家冉克雷维在《不可逆转的时刻》中所言："提早认识死亡，才会深刻品味人生。"

以上只是举例说明而已。只要认真阅读此书，认真体悟此书，改变你观念的，远不止这四点。

书如其人，人如其书。卢岳华教授是一位求真求仁从严的人。他从医，本着一颗求真和仁爱之心，始终遵循这样的医训精神：医者，仁者也；医术者，仁术也。我几次请他诊断亲朋好友的疑难病症，他都朝夕思考，以求得对症下药，最后患者都得到了较好的治疗。他从教，也是以医道入教道，对学生既严又爱，从教几十年，桃李满天下。他从政，又将从医从教之道融入从政之道之中，把医道的仁术、教育的大爱、科学的求真求严运用在从政之道中，具有既严又宽的风格。能把医、教、政三者之特点融为一体并游刃有余，做人从政做事从医，如春风化雨，润物无声，这是令人佩服的。能把求真、求仁、求严贯穿于从医、从教、从政、做人四者之中且天衣无缝，水乳交融，这更是难得。

对于写书，我深有感慨。写出一本好书，是很不容易的事。写书就像磨剑，铁杵磨成针，十年磨一剑，这要功夫。写书得呕心沥血，殚精竭虑，这是苦活。写书又要影响人、改变人的错误观念，这要思想。写书又不得出于私利，取媚流俗，误导世人，这要良心。尤其是写一本医学之书，事关人的生命之书，更是如此。卢岳华教授做到了，他从医四十年，再用八年时间进行总结升华，终于写成了这样一本好书。

写上这些，是为序。

湖南师范大学原党委书记、中共湖南省委党校原常务副校长

张国骥

2018年2月

目　录

导　言　　　　　　　　　　　　　　　　　　　　　　　　　　1

第一章　在健康的元素中，基因难以决定一切　　　　　　　　9

　第一节　遗传是物种得以延续的稳定阀　　　　　　　　　　9

　　一、遗传和变异是其生命特征的同胞姐妹　　　　　　　　9

　　二、亲子遗传维系了人类的延续　　　　　　　　　　　　10

　　三、遗传基因是生命的奠基之作　　　　　　　　　　　　11

　第二节　人类在设法揭开遗传基因更多的神秘面纱　　　　13

　　一、人类基因组计划（Human Genome Project,HGP）　14

　　二、许多单基因和多基因遗传病被揭示　　　　　　　　15

　第三节　基因的决定作用或许是有限的　　　　　　　　　16

　　一、人类基因组所表述的难免还存在"短板"　　　　　　16

　　二、基因在人类一些疾病的发病中并非唱"主角"　　　　18

　　三、有必要对基因诊断和基因治疗保持几分清醒　　　　20

第二章　"个体差异"或许是医学发展链上永难穷尽的密码　27

　第一节　世界上找不出两个完全相同的兄弟　　　　　　　27

　第二节　个体差异形成的原因并非简单　　　　　　　　　28

第三节　个体差异表现的方方面面　30

一、生理反应的个体差异性　30

二、心理反应的个体差异性　30

三、疾病反应的个体差异性　31

四、药物反应的个体差异性　32

第四节　个体差异给医学出了个难题　33

第五节　个体差异会影响医学的不确定性　36

第三章　免疫的"调控阀"并非完全掌握在人类手中　39

第一节　免疫是人类健康的"守护神"　40

第二节　固有免疫和适应性免疫配合默契　42

一、固有免疫是人体的第一道"防火墙"　42

二、适应性免疫是支"召之即来"的"国防军"　44

第三节　免疫"应答"与"耐受"能保护人体不受侵犯和维护人体
自身稳定　47

第四节　免疫"应答"与"耐受"二者各自的"太过"与"不及"皆可
导致疾病　48

第五节　免疫"调控阀"要是掌控在我们自己手中该有多好　49

第四章　药物的"双刃性"总在告诉人们："爱你不容易"　52

第一节　药物是颗摧毁疾病这个"碉堡"的"炸弹"　52

第二节　药物也可能成为给人类酿成痛苦和不幸的"灾星"　54

第三节　不良反应难免让人们对药物既"爱"又"恨"　57

第四节　我们不得不小心翼翼地与药物伴随成长　60

第五章　陌生病毒还会不时"造访"人类 64

第一节　联合国大会上，专家们未敢盲目乐观 64

第二节　病毒是个奇特的"家伙" 65

第三节　天花等病毒曾经"杀人如麻" 67

第四节　病毒的神出鬼没和诡异多变，常让我们处于被动挨打的状态 69

第六章　在纷繁的诊断和治疗活动中，人们常常会遇到尴尬 73

第一节　有效性和安全性在医疗活动中被我们奉为圭臬了吗？ 73

一、普通感冒加用抗生素治疗问题 74

二、药物的预防性治疗问题 75

三、恶性肿瘤的化学治疗问题 77

四、肿瘤标志物的诊断局限性问题 78

五、手术治疗糖尿病新疗法的利弊分析 81

第二节　医学并非完美，医学也是有缺陷的 84

第七章　面对庞大"亚健康"群体我们会望"亚"兴叹吗 86

第一节　一个人要贴上完全健康的标记，可不是一件容易的事 86

第二节　能否让不符合"疾病"标准的"症状"，做到"师出有名"？ 89

第三节　面对"亚健康"这个庞大群体，医学应该有所作为 93

一、"明明白白死"，不如"糊糊涂涂活" 94

二、我们要努力地去做到"明明白白地活" 95

第八章　许多心身病症我们还在视而不见 97

第一节　人们受惠生物医学模式不少 97

第二节　医学模式的变更将更有益于人类的全面健康 98

4

第三节 "心身疾病"与"心身医学"的序幕被徐徐拉开　99

第四节 临床上对心身疾病的认识还存在"弱视区"　100

第五节 心身疾病的发病并非寥寥　102

第六节 发病的多因性导致心身疾病常处于被忽略状态　103

第七节 心身医学的发展还有赖于多学科研究的进一步支撑　106

第九章 医学能拯救"毒品成瘾者"吗　109

第一节 毒品是带有快乐色彩的人类"杀手"　109

第二节 "毒品成瘾者"是群迷失自我的"特殊患者"　111

第三节 毒品大多是某些药品的"后代"　112

第四节 中枢奖赏机制或许搭建了药品变成毒品的桥梁　114

第五节 在毒品产销吸链条中，医学的阻断作用还是十分有限的　117

第六节 难解的方程式，可否换种思路去破题　119

第十章 面对自刎者之剑，医生们常显力不从心　121

第一节 自杀是人间悲剧的痛苦上演　121

第二节 抑郁症是许多自杀者的表演后台　123

第三节 减少抑郁症群体是遏制自杀者"登台"的有效干预　127

第四节 襄助他们，单靠医学会有些心有余而力不足　130

第十一章 外科类疾病真能"一切了事"吗　132

第一节 外科学是临床医学中发展最为醒目的学科　132

第二节 手术选择中的迟疑与惶恐　133

一、东西方扁桃体的不同遭遇　134

二、人类女性的乳房面临考验　136

三、手术真是"椎间盘突出症"的"克星"吗？ 138

四、阑尾果真是越早割掉越好吗？ 140

五、子宫被草率地切除公道吗？ 142

第三节 手术畅想曲中可否加个"休止符"？ 145

第十二章 在孕产新生命的历程中，不是每对母婴都是幸运者 146

第一节 母亲是贡献新生命的"圣者" 146

第二节 不是每位妈妈都是幸运的 147

第三节 羊水栓塞具有复杂的病理生理特征 148

第四节 医者在羊水栓塞面前，还显得有些怯懦 151

第五节 问世几乎是每个人人生的第一个"坎" 151

第六节 不是每个新生命都能幸运地闯过"围生期" 153

第七节 围生儿的死亡原因形成复杂 154

一、产前关卡的障碍就不少 154

二、娩出后考验关口会更多 156

第八节 在抢救危重围生儿的历程中，医学还有很长的路要走 158

**第十三章 在遏阻"痴呆症"渐进性进程中，可以奏效的法子
还不多** 160

第一节 痴呆症可能成为一些老年人的"新伴侣" 160

第二节 痴呆症在临床上已很熟悉，认识上却还很陌生 161

一、阿尔茨海默病（AD） 161

二、额颞叶痴呆（frontotemporal dementia, 简称 FID） 163

三、路易体痴呆（dementia with Lewy bodies, 简称 DLB） 165

第三节 痴呆症给人们提出了极大的挑战：医学并非无所不能 167

第十四章　距谈癌不"色变"的日子还会有多久　　169

第一节　癌症已成为威胁人类健康的"公敌"　　169

第二节　癌症目前还是一头尚未被摸透习性的"怪兽"　　170

第三节　癌症在机体上要真正"长"成，大多需"过五关、斩六将"　　175

一、基因的损伤与修复机制　　176

二、癌 miRNA 与抑癌的 miRNA 的相对表达　　176

三、癌基因与抑癌基因的存在　　177

四、两类代谢酶（Ⅰ相酶和Ⅱ相酶）的基因多态　　178

五、免疫系统是人体防控肿瘤的重要屏障和防线　　178

六、BCL-2（抑凋亡蛋白）与 TP53（抑癌基因）　　179

第四节　面对癌症的威胁，恐惧于事无补　　180

一、与其"谈癌色变"，不如防御为先　　180

二、人与癌症的较量难以速战速决　　181

三、早期癌症筛选的可靠性可能要打折扣　　183

四、厘清癌症的患病率和致死率越来越高的认识误区　　184

第十五章　危急重症永远是块难啃的"硬骨头"　　187

第一节　危急重症令人们分秒不可懈怠　　187

一、多器官功能障碍综合征是座难克的堡垒　　188

二、心脑所引发的危急重症病势凶险　　190

三、多发伤与复合伤是严重威胁生命安全的"不速之客"　　195

第二节　我们真想做成功的"驯兽师"　　199

第十六章　医生能开启"死亡之门"吗　　200

第一节　我们可以坦然地谈"死"吗　　200

第二节　医生是与死亡打交道最多的人　　　　　　　　　202

第三节　死亡也有质量指数　　　　　　　　　　　　　　203

第四节　世界上如何处理一些特殊死亡　　　　　　　　207

第五节　"安乐死"是个沉重且颇具争议的话题　　　　208

第六节　人们究竟该如何面对死　　　　　　　　　　　212

第十七章　在求解无奈的进程中，厚植生命的尊严　　215

第一节　医学发展的大趋势，难以容忍"无奈"的长期存在　　216

第二节　基础医学和临床医学的综合性进步，将不断揭示难题的谜底　　217

第三节　科学技术的革命性变化，常带给医学日新月异的影响　　219

第四节　医学的劝导或将促使一些疾病的预防效果更为明显　　219

第五节　面对医学的无奈，传统中医药或能释放出特有的光芒　　221

一、一味普通植物药，让中国人敲开了诺贝尔"圣坛"的大门　　221

二、一种"辨证论治"的精髓，催生了个体化医学思想的土壤　　222

三、一首"治病求本"的乐章，遏阻了不少退行性疾病的前行步伐　　222

四、一碗"君臣佐使"的汤药，荡涤着病毒等恶魔的污垢残涎　　224

第六节　生命之躯本无价，生命的尊严更崇高　　225

参考文献　　　　　　　　　　　　　　　　　　229

后　记　　　　　　　　　　　　　　　　　　　233

导　言

　　人类在代际更替所留存的许多常识中，有一条铁律屡试不爽，且从未被颠覆，这就是：拥有健康的人，往往拥有更多的生命尊严感。古往今来，多少信奉者无不孜孜以求，趋之若鹜。上至国君，下至庶民，一代又一代的先人们做了诸多探索，希冀在健康的矿山中发掘出多多益善的"宝藏"，进而在获得健康的基础上孕育出更多的生命尊严来。

　　先人们如此，当下的人们也不例外。为了健康，人们自发成立"暴走团"，冒着与交通相碍的风险，扛着红旗，雄赳赳气昂昂地迈步在城市交通干道上；为了健康，大妈大姐们寒来暑往，风雨无阻，每天在固定的时间和地点，在高频音乐声的引导下，尽情地跳着令人震撼的广场舞；为了健康，中青年白领们利用下班和周末时间，分别在游泳池、球场和健身房慷慨地挥洒着汗水和时间；为了健康，银发群体的一些朋友们在铺天盖地的广告鼓动下，不惜花光自己的退休金，大包小包地把养生保健品买回来；为了健康和长寿，不少人生病后再也不吝啬金钱，不分大病小病，都习惯于往大医院去"挤"，以致各大医院几乎都是"人满为患"，使大医院成了人口密集度最高、最为嘈杂的公共区域之一。同时，在有些城市，为了迎合人们保健养生的需求，精明的商人创造条件设法建成"脚都"，几十米不到的地方就有"足浴中心"等保健场所，其保健技师竟达十万之众，结果是扩大了就业，增加了地方税收，更重要的是满足了人们保健的需要，可谓皆大欢喜。如此等等，不一而足。

我国三十多年的改革开放，使人们的经济生活水平得到了极大的提高，大家的预防保健意识明显增强，医疗条件显著改善，继而催生了人们追求健康、期待长寿的良好愿望。基于人们生活条件的改善和医疗预防保健水平的提升，我国的平均人口预期寿命也从 1949 年前的不到 40 岁，提高到了 2015 年的 76 岁。现如今，八九十岁的老专家、老教授仍忙碌在手术台边或田间地头者，还大有人在。"弹指一挥间，人生已百年。"现不少地方都能随便找出几个百岁老人来，全国的百岁长者更是数以万计，不得不让曾感叹"人生七十古来稀"的杜甫徒生几分妒忌和遗憾来。

生活水平的显著提高，给人们追求健康长寿奠定了可靠的物质基础，医疗科技水平的高度发展，给人们防治疾病提供了有利条件，于是乎，人们对医学的未来便产生了无限的期待和憧憬，对医院和医生们产生了不少期许和希冀。从人的需求本能来说，出现这些期待（哪怕是超高期待）都是可以理解和无可厚非的，但是在被点燃了炽烈欲望的人们面前，医学、医院和医生们如何理性回答或是真实回馈，却可能是个现实难题。众所周知，这种现实需求不宜简单回避或草率敷衍。诚然，在忙碌的广大医务工作者群体中，只要有人方便放下手中紧张的工作，并稍做思绪调整，就会清晰地意识到，社会和患者期待值越高，医院和医生们的压力将越大；患者的愿望越强烈，医者的责任也相应变得越重大。况且，医者深知，在当今的医疗实践中，常常遇到不少尴尬，只是他们没有时间或自感时机尚不成熟而没能和盘托出而已。

有鉴于此，笔者试图就此斗胆作点尝试，说一说目前医学仍然面临的不少难处、苦衷与无奈。看能否增加一点社会的理解和体谅，从而让本已背负千钧压力的医务工作者们能有些许舒缓，进而以更加平和的心态去做好医疗服务工作。

这个想法刚一萌生，首先在家里就受到了质疑（当然在行动上还是全力支持的）。夫人认为，你花那么多时间写出来的书究竟给谁看？现在全国大医院那么多，医疗条件那么好，具有高超医技的专家数不胜数，你却冒天下之大不韪，给医学和医生们泼冷水，诉说"医学的无奈"和"生命的尊严"，哪个患者会相信你的话？哪个医生会理解和支持你？

显然，这些都可谓是"逆耳忠言"。

但作为涉医四十多年的一名老兵，或许是出于对医学素有的一份本能热爱，或许是与自己四十多年来，长期从事临床、教学和科研工作，并在大学的附属医院和"211 高校"的管理岗位从事过多年管理工作（含 90 年代初出国几年的高访研究）的经历有关，更或是我的一位老领导和老朋友的首肯与鼓励，助长了自己冒险"吃螃蟹"，惶恐地涉足这块不曾有人拓垦的荒地之勇气。

在此，我想姑且把社会上所有重视和企求健康的人们称为"健康追求者"（含所有通过锻炼和保健方式追求健康的人们，以及患病后接受医学治疗而追求康复的人们）。可以说，出于生理需求（不希望被病痛所折磨）和社会需求（健康者最有资格和条件活跃在社会的不同岗位上），以及长寿需求（希望在健康的基础上，尽可能增加生命的长度），几乎所有健康追求者们的良好愿望和保健健身行为，都是为获得更多的生命尊严奠定坚实基础，当是天经地义的。

然而，我更想说的是，由于专业的关注点和所处生活环境的不同，不是所有健康追求者都能对以下情况完全知晓。如：

20世纪末期和21世纪初期，曾三次"窜访"人类（在非洲流行）的埃博拉病毒，先后造成感染者死亡率分别超过50%、80%和90%，且一次比一次更加令人恐惧。

由于选择性获得的医学相关知识的不同，不是所有健康追求者，都对人类基因有确切的了解，即使了解一些，也不一定知道竟会有上万种单基因遗传病，有临床意义的至少有7000多种，以及至少有100多种多基因遗传病在影响着人类的健康。

不是所有健康追求者，在知道药物是帮助人们治疗疾病的"功德无量"的工具的同时，也知道全球1/3以上的死亡者可能是不合理用药造成的[①]这一惊人事实。

所有健康追求者几乎都知道毒品是个害人的"罪魁祸首"，毒品交易在全球仅次于军火交易，占单项贸易第二位，但或许他们不全知道，"毒品成瘾者"也是一种以精神障碍为主要表现的高复发性脑病患者，无论其起因缘于寻求刺激去故意吸食，或是被诱导误吸，或是被强行逼迫吸食，一旦成为这个群体中的"特殊患者"后，其死亡率就是正常同龄人的20~28倍，平均吸毒致死的时间为57个月。面对这类"特殊患者"，医学的有效干预措施还不多。

几乎所有健康追求者都知道，ICU是抢救危重病症条件最好、设备最全的病房，一般认为进入了ICU就相对进入了"保险箱"。殊不知，ICU病房抢救条件虽相对较好，但危急重症可能永远是医学上难啃的"硬骨头"，特别像多脏器功能衰竭患者，即使抢救设施齐全、医疗技术水平高超，其死亡率仍居高不下。

　　许多健康追求者知道人与人之间是有差异的，但在张三与李四几乎处于同样的生理条件（如年龄、性别、体质相同）状况下，他们患上了同一种疾病，在采用同一种药物或同一治疗措施后，其治疗效果却可能出现迥然不同的情况，此时，可能不是每一位效果较差的患者或家属都能理解这或许是自身的个体差异所造成的。

　　几乎所有健康追求者都不乐意与癌症结缘，其实，对于我们来说，癌症还是一头没有被人类完全摸透习性的"怪兽"。大家知道，即使在动物园中圈养的野兽，无论你怎么精心"侍候"它，但没准你哪天稍有疏忽，它就可能反扑过来"恩将仇报"，戕害人们，何况癌症还是只尚未被降服的怪兽呢？

　　还有许多人把医学看成是万能的、视医生为"救星"，但在看到从医院大门进去的人不能如数地从大门出来（少数人因不治而从侧门进入了"太平间"），在医院出院患者的记录上，痊愈和好转的人数之和与出院人数之和总存在差距（部分人属于无效），可能会对医学、医院、医生表示失望或产生疑虑，等等。

　　对于以上种种，首先，笔者多么期待所有健康追求者能与自己一道去作如下理解：医学作为一门科学，它并不是万能的（或许永远也难是万能的）！回首过往，它已很漫长、很古老，但展望其未来，它却仍很短暂、很年轻。乍一看，它已知的似乎很多很多，但实质上已达到至真至善的还委实很少很少……

　　其次，我也想与医学院校的学生及刚毕业涉足临床的年轻朋友们生发一点共鸣。许多高考"学霸"们出于对生命的敬重和医学的热爱报考了医学院校，在一摞摞厚厚的医学课本面前，充分发挥高考冲刺阶段的"光荣传统"，背熟了许多人体解剖系统的结构和功能联系，弄清了许多重要疾病的发病机制和原理，记住了许多药用机理和适应范围，掌握了许多疾病的诊断与鉴别诊断要点及其治疗措施等等，可以说，为日后在临床上面对患者即可"对号入座"，从而大显身手作好了充分的"理论准备"。

然而，笔者在此想委婉地提醒诸君，可能还需有一定的思想准备：千万别在日后似是而非的非典型症状面前只是犹疑不定；在完全按书本要求处方用药后却不见成效时，只是束手无策；在遇到多病共患运用不同处理方式后却出现矛盾和冲突时，只是无所适从；更不宜因一时无助、无奈和惆怅而生出诸多气馁、灰心和沮丧来。因为你早已背得滚瓜烂熟的那些内容，其实只是讲述疾病的共通性和最典型的状况，而对于非典型的、因个体差异造成的特殊现象，则不是哪本书可包罗无遗的。书本上所述的某种药物适应证只是针对普遍性而言的，但不包括特殊性。书本上或课堂上所讲的某种病证适用某种方式治疗，那是从整个人群的单病种而言的，但对于多病共患的复杂情况，就可能要综合判断了，等等。而且，学习前期要背诵和掌握的原本只是一个医生应该具备的基本理论、基本知识和基本技能——所谓"基本功"，而之后在临床上遇到活生生的复杂现象，则是需要特殊技巧和特殊技能做特殊处理的"必修课"，这是培养一名卓越医生所绕不过的"门槛"。跨不过这个"门槛"，就难免在日后的临床实践中碰上"坎儿"。其实几乎所有的有临床经验的医务工作者都知道，即使如大家所愿地既熟稔了所谓"基本功"，又掌握了公认的"必修课"，由于病患的复杂性、危重性与临证认识上的肤浅性以及处理手段上的局限性，也难以避免医学上的暂时窘困和无奈。

正因为如此，只有一代又一代医学工作者正视这些我们并不乐见但又不得不面对的现实，"学然后知不足""知耻而后勇"，才可能不断地促进医学学科的进一步发展，这可能正是我们白衣天使的新兵们未来的天职和使命所在。

再次，笔者还有一种难以压抑的冲动，我想，如果医学科研工作者和长期守候在临床第一线的医务工作者有兴趣，不妨将此书视为抛砖引玉的尝试，运用辩证法将其批评之，从而唤醒包括笔者在内的一些热心但并无恶意的人们，避免人们陷入误区太深太久而不能自拔，这也是笔者写作此书初衷之一。

笔者一直觉得，从发展的眼光来看，黑格尔在《精神现象学》中的一句名言引人深思："真理不是一种铸成了的硬币。"②这在告诉人们，真理并非固定不变，真理是一个辩证的发展过程，人们掌握的并非绝对真理，而仅仅是它的"颗粒"（相对真理）。恩格斯说过，一个民族要想站在科学的最高峰，就一刻也不能离开理论思维。对待医学科学，我们不能只做行动的巨人、思想的侏儒，而是既要且行且珍惜，又要且思且进取。事实上，医学是一门科学，科学并非亘古不变。医学从来就不是一门一蹴而就的学科，她一路走来，原本就是在充满挑战中成长和进步的。其发展的道路上布满了荆棘，堆满了绊脚石，而且，以后随着时空环境的变化，还会不时地跳出许多新的挑战和拦路虎来。恰恰是这些挑战和困难，决定了医学的发展将永无穷期，医学将永远在路上。

同时，我们还必须清醒地意识到，即使未来某个时段，哪怕医学发展和进步已臻于极高境界时，我们也很难说，完全有能力阻止人类生命的必然进程和结果了。医学毕竟只是人类健康的一种襄助剂，她虽能在人生链条的某个环节上逆转一些现象，如让部分患者从病理状态恢复到正常生理状态，或可改变一些生命进程，如通过预防和保健，延缓衰老进程，但却永远也无法违背生物学的必然规律。

诚然，医学虽然不能改变人类生老病死的自然规律，但却可以在坚守救死扶伤、解除患者痛苦的天职基础上，让每个人进一步做到更加敬畏生命、尊重生命，让每个人的生命历程变得更有生命尊严感！只要是人，只要是生命，就有权利在出生时获得全方位的呵护，患病时获得全身心的关爱，步入死亡时获得全时空的尊重。

让每一个人活着时能"生如夏花之绚烂"，离开时能"死如秋叶之静美"。

这，可能是新时代赋予当代医学新的使命之所在。

卢岳华

丁酉年　于岳麓山下湖南师范大学医学院

---

① 杨广文，杜娟：《临床不合理用药分析及对策》，载《中国药物与临床》，2012，02：35-38。

② 转引自杨建邺：《傲慢与偏见》，武汉出版社，2000年，第54页。

第一章

在健康的元素中，基因难以决定一切

当人类社会步入到 19 世纪后，伴随着社会制度的显著变革，生产力的不断发展和自然科学的长足进步，现代医学也得到了突飞猛进的发展。特别是人类在不断探索浩瀚宇宙秘密的同时，也在不断地尝试解开自身健康之谜团。尤其是到了 20 世纪后期，人们根据白细胞抗原基因复合体（HLA）系统所显示的多基因性和多态性，运用两个无亲缘关系的个体不可能拥有相同等位基因的机会，以及每个人拥有的 HLA 等位基因型别一般终身不变的原理，用于亲子鉴定和对死者的验明正身之后，其遗传和基因学说的权威性便更加引起人们的极大好奇。人们由此不禁会问：人类是如何生生不息繁衍下来的？它们相互承续的遗传密码又是什么？遗传过程中内外环境因素的综合作用如何？如此等等。这些层层迷雾都在触发人们的巨大兴趣。

第一节　遗传是物种得以延续的稳定阀

一、遗传和变异是其生命特征的同胞姐妹

人类早就意识到，当生物生长发育到一定阶段，或通过花粉授

（受）粉，或通过两性交配，便能产生与亲代极为相似的个体，这个过程称为生殖。在生殖过程中，其性状由亲代向子代垂直传递的现象称为遗传。由于遗传现象的存在，物种的延续和稳定才得以保证。但遗传现象是相对的，亲代和子代之间或子代个体相互之间，无论多么相似（仅是相似，不是相同），总是存在差异。这种差异，被称为变异。遗传和变异都是生命的基本特征。变异也是普遍存在的，因而世界上不存在绝对相同的两个个体，变异是物种得以进化的源泉。

二、亲子遗传维系了人类的延续

人类遗传学告诉我们，人是由真核细胞组成的高级生物。它区别于原核细胞生物的最重要特征是有由核膜包围的细胞核。人体的遗传分子是以染色质（它与染色体原本是同一种物质，只是在细胞周期的不同时期中所表现的另一种形式而已，因而二者常混称）的形式存在于细胞核内，在细胞分裂时，人体的遗传信息随着染色体的传递而传递，从母细胞传给子细胞，从上代传给下代。

人体所有的遗传信息都是由亲代父母双方的生殖细胞，又称配子（gamete），包括精子和卵子传递的。精子为单倍体细胞，核型为"23，X"或"23，Y"，它们具有定向运动的能力和使卵子受精的潜能。精子通过子宫和输卵管时被获能（capacitation），即获得穿过卵子周围的放射冠和透明带的能力后，可在女性生殖管道内具备授精能力。女性在排卵期，从卵巢排出的卵子处于第二次减数分裂的中期，进入并停留在输卵管壶腹部"守株待兔"和"开门纳客"。当与获能的精子相遇后，受到精子穿入其内的激发，便顺利完成第二次分裂，并进入子宫形成胚泡，在子宫内膜着床，最后其胚胎发育成为该亲代的后代（子代）。

　　这个过程的意义至少有二：第一，精子与卵子的结合，恢复了细胞的二倍体核型，同时，来自双亲的遗传物质随机组合，加之生殖细胞在减数分裂时曾发生染色体联合和片段交换，因而由受精卵发育而来的新个体既维持了双亲的遗传特质，又具有与亲代不完全相同的性状。第二，受精后决定新个体的遗传性别，带有 Y 型染色体的精子与卵子结合，发育为男性；带有 X 型染色体的精子与卵子结合，发育为女性（可见生男或生女的决定方在父亲），并分别决定了其不同的外观遗传性状。

　　上述整个过程，使其种系得以延续。

三、遗传基因是生命的奠基之作

　　随着科学技术的不断进步，生命科学研究从细胞水平步入到分子水平，人们发现了基因的特定性作用。

　　（一）基因姓甚名谁？

　　19 世纪 60 年代，奥地利神父孟德尔（Gregor Mendel，1822—1884）采用豌豆作为实验材料，经过长达 8 年的杂交试验观察，首先提出了生物的性状是由"遗传因子"决定的理论，并总结出了"遗传因子"传递的分离律和自由结合定律。之后，由于其神甫的特殊身份，他一直忙于做主教，无法就此继续进行深入研究，以致有关研究几乎处于停滞状态。

　　20 世纪初，丹麦遗传学家 Johannsen 将"遗传因子"更名为"基因（Genne）"。"基因"这个词原本来源于古希腊语，意思是"生"之义。在古希腊时期，它还只是一个哲学概念，而从丹麦遗传学家将其更名为"基因"后，它便成了生命科学、现代医学或遗传学中运用最多、出现频率最高的一个惯用名词了。

20 世纪初叶，美国遗传学家托马斯·亨特·摩尔根（Thomas Hunt Morgan，1866—1945）通过对果蝇遗传性状进行实验研究，在科学报告中证明了孟德尔定律的正确性，并证实了染色体是基因的载体，基因像一串念珠位于染色体上。它在细胞分裂时，其子细胞中能重新产生同亲代的基因，并进一步证明，在某些特殊环境下，这些基因能够发生变异，且在遗传过程中可保持其改变了的特性。同时他还发现，每个基因不只起一种效应，在某些情况下，它对个体性状可以显示多种功能，即在同一条染色体（同源染色体）上占据相同座位的不同形态基因（等位基因）具有相互吸引的作用等。由于发现这些新的理论，他于 1933 年获诺贝尔生理学或医学奖。

到了 20 世纪中叶，美国人沃森（Watson）与英国人克里克（Crick）在剑桥大学合作，于 1953 年 4 月科学地提出了基因的 DNA（脱氧核糖核酸）分子的双螺旋结构模型，从而为生物化学、分子生物学、分子遗传学的发展奠定了基础。这个模型显示，DNA 具有自我复制功能，因而从根本上揭示了生物"遗传之谜"。他们因此于 1962 年获得了诺贝尔生理学或医学奖。

在他们研究的基础上，人们对基因相关理论和实验的研究步入了探索生命之谜的快车道，对基因的认识也不断深化。

（二）基因的"庐山真面目"

迄今为止，人们已经认识到，基因是具有特定"遗传效应"的脱氧核糖核酸（DNA）片段，它决定生命细胞内核糖核酸（RNA）和蛋白质（包括相关酶分子）等的合成，从而决定各种生物的遗传性状。

在整个生物中，绝大多数生物（包括人类）遗传基因的化学物质是 DNA，只是在某些仅含有 RNA（核糖核酸）和蛋白质的病毒中，其 RNA 直接便是遗传物质，如烟草花叶病毒这种小生物并不含有

DNA，仅含有一条单链的 RNA，这种病毒仅靠这根单链 RNA 就能直接感染宿主（东道主）细胞，并在活体细胞内繁殖后代。

组成 DNA 分子的基本单位是脱氧核苷酸。每个脱氧核苷酸由磷酸、脱氧核糖和四种含氮碱基组成。由这些碱基组成的核苷酸是按一定顺序排列起来的，而这些排列的序列则恰恰是用来储存遗传信息的。因此，脱氧核苷酸的排列就成了 DNA 遗传的核心。由于 DNA 链条通常很长，上面所含碱基对数目很多，其排列顺序组合方式也各异，因而可形成种类繁多的不同的 DNA 分子。在如此众多结构复杂的 DNA 分子内，蕴藏着生物界无穷无尽的遗传信息，同时也决定了形形色色、千姿百态的大千生命世界。而且，一个遗传基因的结构除了编码特定功能产物的 DNA 序列外，还包括其特定产物表达所需的邻接 DNA 序列。因此，如果在遗传过程中，或在某种因素的影响下，其 DNA 分子结构中的碱基序列排列错位，或两个邻接序列的某些区域碱基的替换，导致功能产物不能表达，都可能会遗传给下一代而引发疾病。

第二节　人类在设法揭开遗传基因更多的神秘面纱

人类在找到了基因这个决定生命的源头后，开始广泛研究基因，为我所用。除了研究动植物界的许多生物学家的奋起努力之外，人类遗传学家和医学家也开始了以人为核心的基因组研究。他们试图从根本上弄清人类各种遗传基因和由于基因变异而产生的各种遗传性疾病的秘密，经过一段时间的努力，已经取得了许多令人欣喜的成绩。

一、人类基因组计划（Human Genome Project,HGP）

所谓"人类基因组"，实质上是指人类所有遗传信息的总和。它包括两个相对独立和相互关联的基因组，即包括分布在细胞核内的染色体链上的基因组（简称"核基因组"）和包括存在细胞中的线粒体细胞器中的基因组（简称"线粒体基因组"）。每个 DNA 分子中的碱基对的排列顺序，蕴藏着遗传信息，它们决定了该基因的基本功能和特性，其中基因复制与表达（主要为转录与翻译过程）构成了基因的主要功能。

在正常情况下，一切生物体内细胞的生命活动及其在个体世代传递过程中，其遗传物质通常都能保持固有的分子组成结构及其特定的生物学功能属性，最终表现为相对的遗传稳定性。但是，当一个生命体受到所居内外环境因素的作用和影响时，其遗传物质也可能发生"突变"（mutation），它既包括发生在细胞水平上染色体数目组成及结构的异常（染色体畸变），也包括发生在分子水平上 DNA 碱基对组成与序列的异常变化（基因突变）。

基因被发现和认识，让人们发现了几乎所有生命的共同本质特性，包括深入地了解了人类自身的共同的遗传特性。认知这些内容，给人们带来了发现自身秘密后的些许欣慰。但它毕竟还不足以让人们自我陶醉。人们普遍意识到，人类没有理由就此止步。于是乎，以人类基因组计划为标志的宏大基因工程的系列研究，在近几十年里如火如荼地展开了。

研究初步发现，人类的每一个体细胞中都含有两个基因组，平均分布在 23 对（46 条）染色体（22 对常染色体和 X 或 Y 两条性染色体）上，而每个基因组大约含有 2.85×10^9 个碱基对。从 20 世纪 80 年代开始，以美国为首，法、英、德、中、日等国参加的这项国际人类基因组计划，针对人类基因组大约 30 亿个碱基对进行测序。通过近 20 年的共同努力，于 2004 年 10 月，正式绘制出了所谓"人类全基因高精度序列图"，从而为人类在认识自己、了解和防治一些遗传性疾病的系列基因研究方面，奠定了一定的基础。这不能不说是人类历史上一个伟大的开端！它揭开了服务和造福人类自身的序幕。特别是人类基因多样性的揭示，预示了人类作为整体能够抵御某些暴发病的福音。

二、许多单基因和多基因遗传病被揭示

对于单基因遗传疾病的研究，人们采用"定位克隆"和"定位候选克隆"的全新思路，发现了亨廷顿舞蹈症、结肠癌和遗传性乳腺癌等一大批单基因遗传病的致病基因，从而为这些疾病的基因诊断和基因治疗打下了基础。对于类似心血管疾病、糖尿病、精神神经类疾病（如老年性痴呆、精神分裂症）和自身免疫性疾病等多基因遗传性疾病，也从其基因"易感性"（遗传基因决定一个个体患病的风险称为易感性）、易患性（遗传因素和环境因素共同决定个体患某种疾病的风险，称为易患性）和"发病阈值"（由易患性所导致的基因遗传病发病的最低限度，称为发病阈值）的角度，对其发病机制进一步加以阐释。特别是为探讨癌变通路上关键基因的先天性缺陷或突变，导致受累个体出现某种遗传性肿瘤综合征，或为探讨由于遗传多态性一般不显现疾病表型的携带者，导致对环境因素致癌作用的敏感性升高，进而可能使发生肿瘤的风险大大增加的这一机制，迈出了极为有意义的一步。

除此之外，人们还在基因诊断、基因治疗和基于基因组知识的治疗，基于基因组信息的疾病预防、疾病易感基因的识别、风险人群生活方式的干预和环境因子的影响与干预等方面，进行了不少有益的探索，特别是在基因工程，诸如生物制剂、基因和抗体试剂盒、细胞工程、生物芯片、靶向药物的筛选等方面，步伐迈得更大更快。

第三节　基因的决定作用或许是有限的

基因理论的系统研究和人类基因组的系列研究，让人类在进一步认识自我、完善自我、优化自我和健全自我的道路上跨出了可喜的一步。但是，我们同时又不得不清醒地意识到，在未来的旅程中，我们还仅仅是迈出了有前瞻性意义的一步，尚不敢说已是决定性的一步。或者换句话说，基因在一定程度上决定了人类生命的物质和信息基础，但绝不能说仅靠它就已谱写出了我们人类生命的完美乐章。

一、人类基因组所表述的难免还存在"短板"

基因的种类和排列组合是个极为庞杂的系统，远非我们人类业已描述的那么简单。人类基因组计划（HGP）的整体目标是阐明全人类遗传信息的组成和表达，为人类遗传多样性的研究提供基本数据，揭示号称一万余种的人类单基因异常所致的遗传性疾病和上百种严重危害人类健康的多基因疾病的致病基因或易感基因——显然，这可能是一个难以穷尽的目标。在制订人类基因组计划之初，人们预估人类的基因可能达到 10 万~12 万个，但初步完成的人类基因测序的统计表明，全人类基因远没有预估的那么多，实际只有三万多而不到四万，同时发现至少有几十亿个不同的碱基对（目前已测 2.5 万人的 30 亿个碱基对）的组合序列的形成十分复杂，而恰恰又是其不同的排列序列储存着不同的遗传信息的。

人类的 DNA 结构及其排序的不同，构成了人类千差万别的生命差异性和多态性。但是，具体到人类的各个个体身上，除了基因结构的不同组合和排序的变化外，还会有许多相关的功能性变化在影响到人的健康水平。例如，人类不到四万的基因却能完成人的大脑高级神经系统的几万亿乃至几十万亿个突触联系（神经元与神经元之间，或神经元与效应细胞之间的传递信息的特定接触区域），使大脑形成一个高度复杂的有机体，并使之成为人类自身精神和神经活动的调控中心，这可能不只是基因的结构性变化所能简单描述的。

人的大脑复杂性更在于结构与其化学活动处于可塑性状态的变化中。基因虽然构建了非常复杂的人类大脑的遗传基础，但很难说基因就是决定大脑复杂性的唯一因素。在整个生命历程中，基因与环境（如学习训练、经验积累、外界环境刺激等）的相互作用，以及基因的结构基础与大脑的化学活动的可塑性变化等综合作用，才能使大脑处于不断构筑的变化之中，才能使人体并不很多（相对而言）的基因不断动态地形成各种不同的突触联系，从而产生深邃的精神活动和功能联系，并维持人体健康的生理活动。这一点，可能是 HGP 没有表述也无法表述的区间。

人类历史上"狼孩"的发现，从反面佐证了这一点。

3 岁以前的幼儿，如不将其置于适宜的环境之下，进行智力和行为活动的开发教育与训练，而是将其放到动物群体中去生长，虽然他原本具有正常人的各种遗传基因等物质基础，但由于在最佳的智力和行为开发期间缺乏必要的功能训练，最终将成为只具有相对低水平精神活动和行为能力的"狼孩"。此时此刻，由于功能反作用结构，或许其基因的结构及其碱基排序都出现了一些变化也未可知。

二、基因在人类一些疾病的发病中并非唱"主角"

（一）环境可影响遗传导致基因突变

前面已提及，在人体细胞的生命活动及个体世代传递过程中，遗传物质通常都能够保持其固有的分子组成结构特点及特定的生物学功能属性，并表现为相对的遗传稳定性。但是，在一定的内外环境因素的作用和影响下，遗传物质可能发生某些变化，这种变化被称为突变。广义的突变既包括发生在细胞水平上的染色体数目组成及结构异常，称染色体畸变，也包括发生在分子水平上的 DNA 碱基对组成与序列的变化，称基因突变。基因突变是生物界普遍存在的遗传事件之一，它不仅发生在生殖细胞中，也可发生在体细胞中。发生在生殖细胞的突变基因，可通过有性生殖途径传递给其后代个体的每个细胞中，其中一些有利于人体生存的或中立的突变，会随着世代繁衍交替而得以逐渐稳定与累积，而不利于人体生存的或有害的突变基因，则会导致遗传疾病的发生。发生在体细胞的基因突变，即体细胞突变（Somatic mutation），虽不会直接传递给后代个体，但却能通过突变细胞的分裂增殖，在各子代细胞中传递，形成突变的细胞克隆（无性繁殖），成为具有体细胞遗传学特征的肿瘤病变，甚或成为癌变细胞的组织病理学基础。

由上述过程可见，表现突变的载体是基因，而引发突变的原因可能是遗传，更可能是环境。

（二）不少染色体畸变并非一定由亲代遗传下来

在遗传学上和临床医学上，人们非常关注细胞水平上的染色体畸变对于子代的遗传影响。染色体畸变可分为数目畸变和结构畸变。无论是数目畸变还是结构畸变，其实质是涉及染色体或染色体节段上的基因群的增减或位置的转移，使遗传物质发生了改变，结果都可以导致染色体异常综合征，或染色体病。据报道，在新生儿中染色体异常的发生率为 0.7%，在自发流产胎儿中约有 50% 是染色体畸变所致。

染色体畸变的原因是多方面的，它可由亲代遗传下来，也可自发地产生（简称自发畸变），更可通过物理、化学或生物的诱变作用而产生（简称诱发畸变）。根据已有的认知，物理因素、化学因素和生物因素等诱发者居多。

染色体异常，常常见于自发性流产胎儿、高龄孕妇孕育的胎儿、先天畸形或发育异常患者、不育或习惯性流产妇女（当有过一例染色体异常的自发流产胎儿后，第二胎再发风险会成倍增高）。虽然人类卵细胞不能直接做细胞遗传学分析，但可用分子细胞遗传学技术直接检测亲代的另一方（父亲）精子的间期细胞标本的特定染色体的拷贝数。据报道，在核型正常的男性精子中，可出现 1%~5% 的非整倍体（染色体数目增加或减少了一条或数条的非整倍性改变，这可能是临床上发现的染色体畸变的常见类型）。

染色体畸变妨碍了人体相关器官的分化发育，造成机体形态和功能的异常。严重者在胚胎早期即夭折并引起自发流产，即使少数人能存活到出生，也往往表现有生长和智力发育迟缓，性发育异常及先天性多发畸形，如 Down，即唐氏综合征。

对此，人类已有的研究成果可知，绝大多数染色体病患者呈散发性，其双亲染色体多为正常，患者大多无家族史，而这些染色体异常可能来自双亲生殖细胞或受精卵分裂时新发生的染色体畸变（或自发畸变，或环境因素诱变）。染色体病对人们危害甚大，且又无治疗良策，让人们处于被动应付的局面，因此，目前只有通过遗传咨询和产前诊断做一些预防。

（三）基因在人类发病学的总影响因素中并不起决定性作用

世界卫生组织（WHO）提出，"健康不仅仅是没有疾病或不虚弱，而且是躯体上、精神上和社会适应方面的完好状态"。该组织通过进一步研究发现，在影响人体健康和寿命的宏观因素中，生物遗传因素仅占 15%，远没人们想象的高；包括自然环境、社会环境和心理环境在内的环境因素，占 17%；医疗卫生服务因素占 8%；生活方式和行为因素占 60%。即使是多基因遗传性疾病患者，如原发性高血压病、糖尿病等，也只能说是拥有该类易感基因的风险人群，具有罹患这些疾病的易感性，但是否最后真正患上这种病，则还有极为重要的环境因素、生活行为方式等重要影响。如果生活在易于发生高血压、糖尿病的环境下，如长期处在大量摄入高糖、高脂、高钠、高蛋白饮食的生活环境下，就会增加该类发病的风险（易患性）。此时此刻，人们认为，环境和生活方式等因素起了极大的推动作用；或者说是在环境等因素的重要影响下，其易感基因才发生了突变，成为致病基因，从而形成了相关的疾病状态。

三、有必要对基因诊断和基因治疗保持几分清醒

随着基因学说的深入研究，人们早已开始了基因诊断和基因治疗的大胆尝试，并给当下的人们带来了极大的期许和希冀。但是，我们究竟该如何科学地开启下一个既具有现实意义又具有历史意义的基因研究新时代，或许还有值得大家共同探讨的巨大空间。

1. 基因诊断的可靠性及其法律、伦理等问题

恰当地运用基因诊断和预测，能有效地帮助我们较准确地认识疾病的实质，这显然是一件很有意义的工作。但让我们不得不谨慎的是，目前开始的基因诊断方法所测得的结果是否全部可靠？被诊断为基因

缺陷阳性的人如何得到法律保障？应用基因诊断的同时如何防止基因歧视？如何确保基因诊断结果的隐私保密？做基因诊断时如何防止非医学的性别选择？……

另外，在诊断的可靠性方面，至少也有两点需要我们注意。

第一，单基因遗传病的预测和掌控并非易事。

单基因遗传病是指由一对等位基因控制而发生的遗传性疾病，这对等位基因称为主基因。单基因疾病从遗传上可分为核基因的遗传和线粒体基因遗传两种。后者属于细胞质遗传，因细胞质处于细胞核外，故又称核外遗传。其致病特点有母亲遗传（因父亲精子中只有很少的线粒体，受精时几乎不进入卵子，因而在遗传学上几乎可以忽略不计）和杂质（在克隆和测序中发现同时存在两种或两种以上类型的 m+DNA）等。而前者核基因遗传所致的单基因疾病，则可根据致病主基因所在染色体和等位基因显隐关系，分为五种遗传方式：①常染色体显性遗传；②常染色体隐性遗传；③X 连锁显性遗传；④X 连锁隐性遗传；⑤X 连锁遗传。

医学遗传学的研究表明，许多单基因遗传病都是较难预测或掌控的。如并指（趾）类是由基因缺陷所致的畸形单基因显性遗传病，在其患病后同胞中的发病概率占 1/2，可知有 50% 的发病风险，但人们尚无法从根本上选择正常的 1/2。从发病学上看，如双亲都无该病，则有可能是新发生突变所致。但它为何发生突变，又如何才能预防发生该基因突变，目前都无法知晓。再如 X 连锁隐性遗传病，它是一种致病基因位于 X 染色体上所发生的疾病，其性质是隐性的，杂合时并不发病，因为男性为半合子（因男性只含一条 X 染色体，其 X 染色体上的基因不是成对存在的，在 Y 染色体上缺少相对应的等位基因，故称半合子），只要有一个致病基因就会发生该遗传病。而女性却是只有致病基因为纯合子（因女性有两条 X 染色体）时才表现为疾病，在杂合状态下则表现为正常，但可以把该基因传给下一代。该个体称为携带者。诸如血友病 A 和血友病 B 及红绿色盲，均是属于 X 连锁隐性遗传病，该类疾病的发病有如下特点：人群中男性患者远多于女性，其男性的致病基因由携带者母亲传来（新生儿突变者除外），其母亲再生育男孩时，其患病概率为 1/2，如生女孩则表型正常，但有 1/2 的概率是携带者。而这些 1/2 的概率也是不可控制的，作为子代的 1/2 患病风险，谁也不知道将会不幸地降落在谁的头上。

第二，一些多基因遗传病的遗传贡献率并不高。

另外，多基因遗传病也是广泛存在的遗传病，目前发现已超百种，但其遗传方式不是由一对基因控制，而是由多基因遗传和影响的。由于多基因性状或疾病往往受环境因素影响较大，因此又称为多因子遗传。单基因遗传病是单基因主控的，而多基因遗传病在其性状中，每一对基因的作用其实是微小的，其贡献率较低，故称这些基因为微效基因，但多对基因可形成累加效应。由于多基因遗传病往往受环境因素等影响较大，虽然其中可能有起主要作用的所谓主基因，但即便如此，该类遗传病似乎也不宜被称为由多对基因控制或决定的疾病，因为其中有些疾病遗传贡献率并不一定很高。

在多基因遗传病中，遗传基础是由密切相关的多基因构成的，它部分铺垫了个体发病的风险，如高血压病现已发现至少有 30 个基因与其发病相关。前已述及，这种由遗传基因决定一个个体患病的风险称为易感性。但由于环境等因素对多基因遗传病能产生较大影响，我们将其遗传因素和环境因素决定个体患某种疾病的风险称为易患性。基于此，在相同环境下，临床上不同个体产生疾病的差异可以认为是由不同个体的易感性所造成的，也即由遗传基因差异造成的。当一个个体易患性升高到一定限度时就可能发病，而这种由易患性所导致的多基因遗传病发病的最低限度，人们把它称为"发病阈值"。在一定条件下，阈值代表患某种病易患原因的所需最低数量。

在临床上，某个个体的易患性高低是无法测量的，但群体的易患性平均值则可从该群体患病率中做出估计。多基因遗传病群体易患性往往呈正态性分布，其易患率超过阈值的那部分面积，为患者所占的百分数，即该病患（发）病率（见图1）。

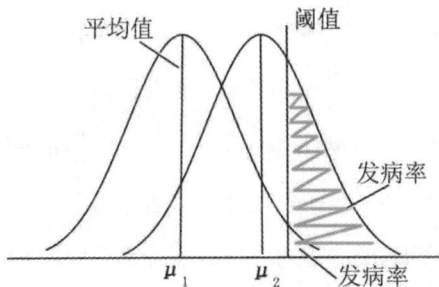

图 1　易患性平均值、阈值与群体发病率的关系

从图1可见，一种多基因病的易患性的平均值与阈值越近，其阈值越低，则表明其易患性越高，群体患病率也越高；反之，其平均值与阈值越远，其阈值越高，则表明其易患性越低，群体患病率也越低。

既然多基因遗传病是由遗传因素和环境、生活方式等因素共同决定的，那么遗传率或遗传度就是反映其遗传因素在该病中占据何种地位的，一般可用百分比表示。如果一种疾病完全由遗传因素决定，其遗传率就是100%，如完全由环境等因素决定，则遗传率为0。通常状态下，这两种极端情况很少见到。一般说来，遗传率为70%~80%，则表明在决定该病的易患性变异上，遗传因素发挥较大作用，环境等因素相对作用较小；反之，某些病遗传率只有20%~30%，则表明在决定该病易患性变异上，环境等因素发挥了较大作用，而遗传影响因素相对作用较小。

这类遗传性疾病在临床上十分常见，目前已发现上百种，患者较为普遍。

现单以原发性高血压病为例。2002 年，卫生部做过流行病学研究，其研究结果是，我国 18 岁以上的成人高血压患病率已达到 18.80%，而据不完全统计，我国现有该类患者已超过 2 亿，该类患者业已成了一个极为庞大的群体。

高血压病具有明显的家族聚集性，父母均有高血压者，子女发病概率高达 40%，临床上约有 60% 的高血压患者有高血压病家族史。当然，环境等因素与该病的发生也密切相关，正如前面所述，易感性是遗传因素决定个体患病的风险，那么易感性＋环境等因素＝易患性。其中，个体的遗传基因虽决定了易感的风险，但不能说该个体就肯定或必然罹患该病。事实证明，我国 1959 年高血压病患病率只有 5.11%，1979 年为 7.73%，而到 21 世纪后，已接近 20%，人群的遗传因素是相对稳定的，变化最快的是环境和人们的生活方式，这恰恰证明了环境等因素在该病发病中的重要影响作用。

上述可见，多基因遗传病的基因因素，或叫遗传贡献率，并不确定，且涉及相关基因太多，每个基因可能只是微效影响，因而其基因诊断的必要性、可行性和科学性就可能会受到影响。

2. 基因治疗中的技术风险问题

下面再来讨论基因治疗。自从 20 世纪 90 年代，人们就把基因治疗应用于临床，其治疗路径大致可分三种类型。

一是基因矫正或置换治疗方案。目前基因治疗尚未发展到重点整合、置换有缺陷或有害基因这一阶段，主要通过体内同源重组来对缺陷基因进行精确的位置修复，但因同源重组频率低（大约只有 1/1 000 000），迄今尚未见明确的成功报道。

二是基因修补方案。这种方案并不去除患者的异常基因，而是通过向其体内导入正常的外源基因，使其表达正常产物，从而补偿缺陷基因的功能。该方案目前为常用方案。

三是导入非特异性基因，例如细胞因子基因，以增强病人免疫力。

综合不同的治疗方案，至少有如下问题可能需要引起人们的高度关注。

第一，导入的基因能否稳定、高效表达？

第二，导入的基因是否真正具有安全性？这种外源目的基因如产生新的有害的遗传变异，则其遗传特征的变化可能是导致世代相传的祸端。尤其是导入基因在基因组中如随机组合，有可能激活原癌基因或失活抑癌基因，继而增加细胞恶变的风险。

第三，以生殖细胞作为靶细胞，当被转基因插入到生殖细胞（或受精卵）基因组中的某一基因时，受影响的就不仅仅是这个细胞本身，而可能影响整个个体，甚至影响该个体而遗传到世世代代。

第四，基因治疗也或可导致盲目的遗传性增强，从而给人类带来混乱和退化，可见基因治疗在技术上尚存在一定风险性和危险性。

第五，基因治疗本身，从根本上来说，也是对人类自然进化以及生态系统稳态的一种破坏。同时，基因治疗也还存在一定的医学伦理方面的问题等。

鉴于此，虽说人类对基因的系列研究（含 HGP）尝试并开启了人类从微观水平上维护自身健康的一扇大门，但我们不得不保持几分清醒的是，一些即使由基因起决定作用的遗传性疾病，我们也还不能从根本上完全了解和掌控；一些不由基因决定的疾病，我们则根本无法从遗传学上去获得诠释和把控；一些由基因参与但同时还受到其他因子影响的疾病，其调控作用也自然并非完全掌握在医学家手中。正如著名基因学家、国际人类基因组学项目领军人物、美国卫生研究院院长 Francis Collins 教授，最近在参加 AP- 霍华德医学研究院研讨会上所说："DNA 基因筛查的真正意义是无法用是否预测疾病或降低患病给出结论的。"

综上可见，无论从人体的发病、诊断还是从治疗的各个环节来说，仅靠基因来以一概全是失于偏颇的，我们不能盲目陷入基因统驭万象且决定一切的桎梏之中。

基因也或像其他原生物质一样，其理论一旦被泛化，恐有被亵渎之虞。

第二章

"个体差异"或许是医学发展链上永难穷尽的密码

第一节　世界上找不出两个完全相同的兄弟

常言道："一娘养九子，连娘十条身。"是说虽由同一父母所生，生活在同一屋檐下，品尝同一锅里的饭菜，但孩子们却呈现着不同的姿态和习性，或胖或瘦，或高或矮，或刚或柔，或似父或更似母，即使是同卵双胎，也只能说是高度形似或神似，表象却无法为完全相同，就像世界上找不出两片完全相同的树叶一样。遗传决定了相似，而变异则表达了不同。即使两兄弟或两姊妹，或两亲子，在遗传基因上也只有接近百分之百的发言权，而不就是百分之百的完全决定权。正是那么一点点变异，大千世界于是呈现出了生命多样性，也表现出芸芸众生的千姿百态。

即使是同一种族的人群，有些人对寒冷刺激不敏感，对高热反应却很大，而有些则刚好相反。有些人处于高原地带时，血液对低氧的耐受力完全不同，因而出现程度不同的高原反应。一般情况下，大多数人心率保持在 60~70 次 / 分钟的状况下感觉良好，而一些运动员则心率在 50 次 / 分钟左右也感觉无异常，个别甚至一直处于 40 次 / 分钟左右的心率也并无任何不适；有的人喝白酒 1000 克（两斤）不醉，有些人喝 100 克（二两）即晕头转向；等等。

以上这些都显示出极大的不同和差异。这说明在正常情况下，人与人之间的各种功能表现并不是雷同的，显示出明显的"个体差异"。

第二节　个体差异形成的原因并非简单

"个体差异"的形成原因，应该是多种多样的，但一般认为，遗传与环境及个体能动性等方面是不可忽视的三个重要因素。个体差异不仅表现在外貌特征、性别和生理上，而且更多地体现在心理、机理反应、特别是病理变化和药物在体内的代谢机制上。因此，它在一定程度上决定了医学发展过程中极不寻常的重要性和影响力。

人与人之间，由于先天遗传因素的不完全相同，加之后天生存和生长发展环境，包括社会变化背景、家庭生活环境、工作学习环境、接受教育程度等的不同，往往形成个人素质和体质的千差万别。尤其是个体能动性，包括心理的主观愿望冲动和机体内的各种激素与神经递质的能动释放，都会影响到个体差异的形成机制。

正常情况下，人体时时刻刻都要面临许许多多的刺激，包括对感觉器官的视觉、听觉、味觉的刺激，机体外环境的温度、湿度、气体的浓度等对身体的影响，以及内环境的体温、水和电解质的平衡，渗透压的适度波动，各种无机和有机成分的化学变化等，这些都会引起机体产生各种各样的反应。而不同的人对这些刺激反应的快慢、状态以及性质，表现是不完全相同的，甚至是迥然有异的。这些差异恰恰是个体对各种刺激引起反应的阈值的大小不同而造成的。因此，我们可以说，人体对各种刺激的敏感性不同而表达的反应，也就存在着个体差异了。

　　自从基因研究如火如荼地开展以来，人们普遍认为"个体差异"与基因相关联，特别是与基因表达密切相关。这是因为基因表达所储藏的遗传信息转变为由特定的氨基酸种类和序列构成的多肽链，再由多肽链构成蛋白质或酶分子，从而决定生物（包括人）的各种性状（表型）的过程。它包括转录合成和信息翻译两个步骤，并影响到各种不同性状的表达。近期美国斯坦福大学医学院和耶鲁大学合作的一项最新研究发现，导致人类个性化的关键因素不在于基因本身，而在于周围控制它们的调控序列。这些调控序列与一类叫转录因子的东西相互作用，使人与人之间产生明显的不同，能直接或间接地影响他们的外表发育甚至发生某种疾病的倾向。研究从而认为，转录因子的差异深深地影响着蛋白的结合以及基因的表达，最后造成个体之间的差异。当然，我们觉得，即使该学说得以成立，也不能就说它是形成个体差异的唯一因素，而只能说它可能提供了形成某种个体差异的物质信息基础，因为它还会在转录过程中受到内、外在环境和个体能动性的影响，出现并非唯一的差异性表达。

　　诚然，无论个体差异形成机制如何，但它的客观存在是在生物学、社会学、心理学以及医药学等学科上，都已得到证实和认可的铁板钉钉毋庸置疑的事实。因此，作为以维护人体健康为中心的医学来说，把个体差异这个特征放在认识人体、诊治疾病的重要支配链上去予以重视，显然并不为过。

第三节　个体差异表现的方方面面

一、生理反应的个体差异性

不同的人，因不同的遗传，成长在不同的环境，工作和学习在不同的生态，生活在不同的地域，其生理表现的差异可谓千差万别。只要对生活在周围的人稍加观察和比较，就不难发现各种千姿百态的现象，如面对同一种食品的不同反应（喜好或厌恶），对置身于同一种自然环境下的不同表现（兴奋与平静），对处于同一种季节气候下的不同态度（喜欢与回避）等，不一而足。

二、心理反应的个体差异性

个体差异体现在心理上，至少可以归纳为以下两点：

一是个体倾向差异，包括兴趣、爱好、需要、动机、信念、理想、人生观和世界观等方面的差异；

二是个体心理特征差异，包括能力、气质与性格等方面的差异。

这些差异既可影响人体个体的发育与发展，也会影响人体的疾病的发生与发展，甚至影响到临床治疗效果与康复。如心情豁达者，即使患病后，也易与医生配合，促使疾病向好的方面转化；而心情郁闷者，则容易对医生的劝诫和治疗产生怀疑与抵触，而不利于疾病治愈。这一点，自从单一生物医学模式向生物—社会—心理医学模式转变以后，临床医生们的重视程度正在渐趋提高。

除了生理和心理方面的个体差异需要引起我们高度重视外，对于患者对疾病反应的个体差异，尤其是对药物或手术治疗的个体差异，更是需要引起我们足够的重视。

三、疾病反应的个体差异性

20 世纪，我国著名医学家、中国消化病学的奠基人——张孝骞先生，曾经告诫他的学生们说，患者的病情就像常人的面孔一样，没有两个是完全相同的。因此，提醒大家每每临症时，必须"如临深渊，如履薄冰"。医学书籍（尤其是规划或统编教材），或医学专业文献介绍的某种疾病的表现（即机体的病理反应）时，通常讲的都是某种疾病的典型症状或只是某种病的"概貌"。医学生（含后来已成临床医生者）背诵的，在大脑里留存的对某种疾病的记忆，也主要是它们的诊疗要点等。如细菌性痢疾的临床表现特点为"腹泻、腹痛、脓血便、多伴里急后重"等；大叶性肺炎的特点为"寒战、高热、胸痛、吐铁锈色痰"等。但在临床上，如遇到急性中毒性菌痢，可能出现高热、休克，甚至导致死亡时，却连一次腹泻都还没有见到。大叶性肺炎也是一样，完全地出现上述典型症状者已不多见，甚至在老年患者中，发热与咳嗽也并不典型，却表现了书本上并未介绍的其他症状，如神志恍惚方面的情况等。

临床上出现的典型症状是一个合格医生需要掌握的基本功内容，但临床上的"或然症"则更是考验一个医生临床经验多寡、专业技术水平高低的试金石。事实上，临床经验越丰富、技术越精湛的医生，往往除高度重视典型的"必然症"外，还密切关注偶发的"或然症"。这些"或然症"常常能逃过一般人的眼睛，只有炼就了一双"火眼金睛"的卓越医生才能准确捕捉到它们。而这些"或然症"恰恰是除了致病因素的某些特殊性外，不同个体对疾病反应的差异性所造成的。

千差万别的个体对疾病所表现的机体反应的差异性，让我们在医学文献和临床实践中不得不常常采用"可能""大多数""也许""初步印象"等似乎含糊其词的描述。这可能说明了医学不是绝对的，也不是应该由"绝对"来描述的。医学这门学科，由于数据的不确定性特征，除了检测手段的系统误差、检测时间与环境以及样本抽样不同而形成的区别之外，还有更不容易掌控的个体差异，这使我们在医学科研统计中常常引用"概率"这个词来表述，当属一种无奈之举。

四、药物反应的个体差异性

不同病人对同一种药物的反应存在着量与质的差别，即使病人年龄、性别乃至生活条件完全相同者，对于同一剂量的同一种药物也可能有不同反应。有的人对某种药特别敏感，而有的人则对其敏感性很低。这种个体与个体间的差异，我们通常把它称为药物反应的个体差异。药物反应的个体差异在临床上一般有三种表现形式。

（一）特异质

有些人对某种药物的反应超出正常的药理反应。同一种药物，对绝大多数人来说，即使使用最大剂量也不会出现这种反应。而有些人一接触就出现中毒反应，医学上称之为"特异质"。这就是特异质反应。这种特异质反应，对某个个体来说是无法预测的反应，且不取决于剂量大小，如嗜睡、脸红甚或痉挛、出现一时呼吸暂停等。特异质反应对机体常常是有害的，甚至是致命的，在临床上，有经验的医护人员都会高度警觉。

（二）高敏性

有些人对某些药物的作用较一般人敏感，即使使用小剂量也能产生很明显的药理作用，用量稍大就可出现中毒反应，医学在临床上称之为高敏性。对个体高敏性的药物，在临床上一般会酌情减量使用。

（三）耐受性

与高敏性相反，有些人对某种药物的敏感性较低，使用一般常用量时疗效不明显，甚至无效，也不出现副作用，直至用最大量或最小中毒量时，才出现临床疗效，且机体能耐受。对于这类对某种药物具有耐受性的病人，临床医生常会酌情增量使用。

产生药物反应的个体差异的原因很复杂，除了遗传因素、年龄因素和疾病当时出现不同状态等影响因素以外，主要还是与药代动力学和药效动力学等因素密切相关。药物进入人体后，在不同个体内的代谢过程存在差异，相同剂量的药物在不同个体中的血药浓度不同，而不同人体的阈剂量（最小有效剂量）或阈浓度（最小有效的药物浓度）有异，加之因个体差异对药物使用的强度和持续时间也有很大差别，因而在使用同剂量的同种药物后，其反应随个体差异的不同而不同。

第四节　个体差异给医学出了个难题

从历史上来看，人类很早就开始对个体差异有了一些认识。早在公元前四百多年，希波克拉底就明确指出："各种疾病的特点和轻重缓急的不同、个人的体质摄生习惯、日常饮食为何差异，自然也必须考虑。"我国中医学的奠基之作《黄帝内经》也比较详细地阐述了因时、因地、因人制宜的辨证论治精神，并从体质、地域、心理、社会等维度对人的个体差异进行了较全面的论述。

近代对个体差异的重视和研究源于生理学家和心理学家们对个体差异的实验室认定。公元 1879 年，德国心理学家冯特（Wilhelm Wundt，1832—1920）建立了第一个心理学实验室。随后，高尔顿、卡特尔、桑代克、斯腾等人对个体差异均进行了大量研究。20 世纪中后期，人们对构成个体差异的许多变量进行了分类研究，尤其是从心理学、教育学方面逐步趋向于向微观化和综合化的研究方面发展。

面对人体的组织结构、生理功能、发生疾病后的病理变化，以及规范治疗后的复杂反应等，医学科学家们不敢也不能轻率地将其简单化。由于同种个体遗传的多样性和变异性，不同种族的人体在其繁衍过程中，往往表现出同种个体之间的差异，而这种差异，不仅体现在人体的性别、外观、性格等特征上，更重要的是反映在其组织结构（含系统细胞基因不同水平）、生理功能、患病后的病理变化以及治疗（含药物或手术治疗）后的各种不同反应上。

当人们试图用所谓"最科学的方法"对人体的各个方面进行精确的数字语言表述时，大家发现，医学由于巨大的个体差异，不可简单地用某个固定数字加以概括。因此，只好经大样本统计学处理，大致规定 1 岁儿童体重约 10 千克为正常，身高大约 75 厘米为正常值；10 岁左右的孩子，心率 70~90 次 / 分钟，呼吸 18~20 次 / 分钟为正常；青年人的收缩压在 100~120mmHg（1mmHg=0.133kPa），舒张压在 60~80mmHg 范畴为正常，成年男性血红蛋白 120~160g/L，成年女性为 110~150g/L 即正常而不贫血等。这一系列有上限和下限值的表达都是不确定性表述，只要测得值在这个大致范围内即为正常，否则被视为异常（或临界水平）。

实际上，这只是一个经大样本统计处理后出现的空间，绝大多数人会出现在这个变量空间，但还有极少数人就不一定了，就属于"小概率"事情的范畴。在患者患病后的病理反应、典型的临床表现等也是经过医学统计后记载在医学文献（含教材）上的，尤其是一种新药治疗某种疾病的有效性，更是通过几期临床试验后，经统计学处理得出的结论。但任何结论都不是绝对的，它只是根据统计推断出来的可靠性。一般根据区间估计，可以得出估计不准的概率。例如，在研究某种新药的降压效果时，舒张压治疗前后差值的95%，可信区间为10.41~13.05mmHg，那么真实差值没有被包含在这一区间的人的概率只有5%。又如，运用假设检验，可以从另一个角度去分析数据，重点是比较参数的大小。由于存在生物个体变异和随机测量误差，并不能简单地根据样本计算出的结果，直接去判断总体的情况。临床上想比较甲乙两种治疗高血压药物的疗效，甲药平均降压11mmHg，乙药平均降压7mmHg，由于可能有抽样误差的影响，因而，并不能随意地得出甲药的降压效果就肯定优于乙药的结论。重新调整样本分组再做一次试验，没准会出现相反的结论。于是，大家便运用假设检验来辨别出随机波动引起这种差别的概率大小，如果概率很小（如 P < 0.05 或 0.01），则基本可以得出甲药优于乙药的结论。因此，在统计学上，假设检验得到的 P 值往往成为得出结论的主要依据。

但是，医学家既要相信"P 值"的说服力，也不能过于迷信"P 值"。它其实只能说明随机测量引起误差的概率低，是"小概率"事件。一般认为"小概率"事件是难以发生的，但并不是一定不会发生。同时，它并不是直接说明甲药比乙药对每一个患者都必然会更有效。对于用药的某个个体来说，由于个体的差异性，甲药可能还不如乙药有效哩。人们只是把用药后样本不同的变量组合进行了概率分析而已，其数理统计原理和试验本身并不能直接画等号。

对此，在我们的生活中，业内外人士常有人出现误解。

另外，自从20世纪90年代至今，国际人类基因组计划的实施对揭示一些人类先天性遗传疾病的真相、诠释生命的奥秘起到了不可替代的推动作用，并让人类在进一步真正认识自我，从本源结构上改善人体的健康状态方面产生了许多期许。

但是，我们一定要辩证地看待基因的客观价值，毋庸置疑，它虽能决定我们人类很多很多，却绝不是一切一切。譬如从目前基因组计划完成的结果来看，人类的基因不到四万个，但所有人类 99.9% 的基因大多是彼此相同的，个体遗传差异只有 0.1%。显然，我们还不能轻率地就此得出，这 0.1% 的差异就决定了当今人类 70 亿个个体的不同，或个体存在的各种差异。即使从遗传学来看，除了这 0.1% 的基因差异外，每个 DNA 分子上的碱基对排列顺序也可直接影响到人类的多种遗传性状。目前已知，每个个体细胞至少有 30 亿个碱基对，它们排列组合的方式在理论上是无限的。根据其组合方式不同，形成不同的 DNA 分子，并形成了形形色色千姿百态的人类世界。这个组合排序又不一定是绝对固定和可控的，它在内环境的作用下可发生变异，在外环境的影响下，甚至个体能动性的作用下，都可能发生某种变化或突变。因而，从某种意义上来说，除了从结构数量占有仅仅的所谓 0.1% 外，实际上由碱基对出现的许多不同组合上所形成的影响和变异，则可能会大大超过 0.1%。

　　这一点，可能需要我们保持清醒的头脑。基因几乎是所有生物的重要奠基之作，但对于人类来说，它可能不是决定一切的因素（这一点在第一章中已做了详细论述）。

第五节　个体差异会影响医学的不确定性

　　目前，医务人员和患者都已或多或少地认识到了个体差异的客观存在，虽然大多数人在临床医学的模板上多处于以往描述的可信区间。但是，却还有那么一部分不同于"大部队"的少数"游击队"，他们可能对大多数人喜欢的东西表现为厌恶（如吃海鲜、河虾过敏，接触花粉也产生变态反应等），甚至个别人在自身不同年龄阶段都表现出迥然有别的反应（如少数人年轻时对花粉不过敏，但到一定年龄后却出现过敏）。有些人患病时，其临床反应常常达不到所谓典型数据的下限，或者一下就跃到其数据上限。尤其是在手术治疗和药物治疗过程中，即使是同一疾病、同一种症状、运用同一种方法治疗，都不敢确保患者的疗效是一样的。如个别患者的体质差异，或抵抗力低，或者共患其他疾病时，易于出现术后感染，或因瘢痕体质而形成伤口瘢痕。还有些患者，在外科做了器官移植手术，服用抗排斥药物后，即使服用大剂量药物，机体仍然出现慢性排斥反应；而有些患者，则只用最小剂量药物，就能有效地防止排斥反应的发生。另外，一些患者在药物治疗后，可按预期好转并康复，而个别人却因耐受性对药物不敏感，或因药物过敏而导致变态反应等，不一而足。

这些个体差异，造成了医学应用过程中的不确定性。临床上解决个体差异的最完美办法，或许是个体化医学。国内有几家单位已开始做一些尝试，如中南大学周宏灏院士牵头的课题组。但不同医疗条件下个体化医学的开展和个体医学检测质量的保障，及其真正契合实际的临床诠释等，都还有漫长的路要走。

一般来看，临床上颇有经验的医生，对个体差异造成的"或然性"可能警惕性要高些，他们会深刻意识到医学科学不是绝对的，个体差异是对绝对性的排斥。再高明的医生，或许可以常常把患者从濒临死亡的状态下拽拉回来而创造奇迹，但也可能因难以杜绝少数患者的特殊个体差异而遇到医疗意外。世界上所有的医师，谁也不敢断言自己是"常胜将军"。

因为，医生是人不是神。医学和神学虽都是人类历史上最古老的学科，但医学无论怎么发展，它也无法变成神学或代替神学。

对此，无论是医生还是患者都有必要回归到理性的世界。个体差异，这个人类难以穷尽的密码，潜滋暗助了医学的不确定性，增加了医学控制人类疾病的内生难度，我们不老老实实、明明白白地认可，或许还真不行。

然而，恰恰是由于个体差异体现着生命的多态性，虽然它打破了千人一面的共通性固式格局，给医学平添了不少麻烦，却因其中蕴藏着生命多样性的丰富特征，为人们进一步认识人类生命的复杂性生理、多因性心理、变异性病理、差异性药理等准备了前提。因而，在生命科学中，每个差异性个体都不应受到社会的歧视和科学的偏见，都有得到应有尊重的权利。

生命的尊严是建立在必要的尊重之上的。

第三章

免疫的"调控阀"并非完全掌握在人类手中

　　在每个人的生命历程中，"健康"几乎是谁都不可忽视的重要元素。有人形象地把人生的许多选项列出，诸如健康、家庭、事业、名誉、成就、财富等，再根据大家所认为的权重来组合成一个数据链，其中大多数人倾向于把"健康"作为"1"排在第一位，其他都作为"0"，并根据其认为的不同权重，依次排列在后，如选一个选项，增加一个"0"，该数字即为"十位"，选两个选项再添一个"0"，即为"百位"，选三个即为"千位"，依此类推。也就是说，即使缺少后面某个选项而减少一个"0"，那它还有紧随其后所加的十位、百位等，但如果没有排在最前面最为重要的"1"的话，其结果都将成为"0"。可见，健康被视为人生的首要元素而居于家庭、事业、成就、财富、名誉等多个选项之前，是人生灿烂大厦的基石。

　　假如还有人继续发问，健康既然如此重要，其支撑因素是什么呢？许多人可能会不假思索地脱口回答出遗传、营养、锻炼、环境、心态等相关因素来。固然，这些回答都是正确的，但我们不得不加以特别补充的是，还有攸关人们自身健康的"守护神"的潜心呵护。可以说没有这个"健康卫士"的保驾护航，我们就很难成为健康的真正拥有者。

第一节　免疫是人类健康的"守护神"

这位守护神不是别的什么，而是人体内在的"免疫"，或者具体地说，是人的"免疫应答"和"免疫耐受"以及它们之间的"免疫调节"。如果人类每个个体没有"免疫"的高度警惕和及时出手帮助，无论是谁，都随时可能会在各种侵扰者面前轻易地败下阵来。有如一个国家，如果没有强大的卫国军队，一旦受到敌人侵略，人们就有做"亡国奴"的危险。

大约在 2000 多年前，人类就发现在瘟疫流行中，曾患过某种烈性传染病的幸存者，会对这种疾病的再次感染具有抵抗力，后来人们把它称为"免疫"（immunity）。目前，已基本弄清的是，人体具有一个完整的免疫系统来执行免疫功能，包括免疫器官、免疫细胞和免疫分子。人体的免疫系统除了能及时有效地识别和清除外来入侵的抗原（如细菌、病毒等）外，还可识别体内自身发生的突变和衰老死亡的细胞，或其他有害的成分。

人体的免疫功能大致可以包括以下三种：

（一）免疫防御

即防止外界病原体入侵，以及消除已入侵于体内的病原体和其他有害物质。如果免疫防御功能过低甚或阙如，则可发生各种感染（如细菌性肺炎、各种病毒性感染）和系列免疫缺陷病（如慢性肉芽肿瘤、艾滋病等）。反之，如果防御强度过大过当（应答过强），或防御时间过长，则可能在清除病原体的同时导致人体的组织损伤或功能异常，发生超敏反应（如荨麻疹和药物引起的过敏性休克等）。

（二）免疫监视

如果说人体免疫防御功能是一致对外的话，而免疫监视则是专注于内。一般来说，它可随时发现和清除体内的"非己"和"异己"分子，如基因突变而产生的肿瘤细胞或衰老凋亡细胞。倘若人体免疫监视功能低下，则可能导致肿瘤的发生和持续性病毒感染。

（三）免疫自身稳定

人体通过自身免疫耐受和免疫调节等主要的机制，来达到自身免疫系统的内环境的稳定。正常情况下，免疫系统对自身的组织细胞并不产生免疫反应，我们称其为"免疫耐受"（免疫不应答），它赋予了免疫系统区别"自己"和"非己"的能力。免疫耐受既可天然形成，如机体对自身组织抗原的免疫耐受，也可后天获得，如人工注射某种抗原诱导的获得性耐受。一旦免疫耐受机制被打破，免疫调节功能紊乱，即会导致自身免疫病的发生，如类风湿关节炎、系统性红斑狼疮等。

正常情况下，人体的免疫系统将入侵的病原微生物和机体内突变的细胞以及衰老、凋亡细胞都视为"非己"物质。免疫系统识别和清除这些所有"非己"物质的整个过程，我们把它称为"免疫应答"。而免疫应答，一般可分为固有免疫和适应性免疫（又称为"后天获得性免疫"或称"特异性免疫"）两大类。

固有免疫是人类在长期进化过程中逐渐形成的，是机体抵御病原体入侵的第一道生理防线。参与这道防线的有单核／巨噬细胞（存在于组织器官中）、中性粒细胞（存在于血液中）、树突状细胞（源于骨髓）、NK 细胞（称自然杀伤细胞，源于骨髓淋巴样干细胞）等。它们在识别病原体及其产物或体内衰老损伤、畸变细胞等抗原性异物后，被迅速活化，继而有效发挥吞噬、杀伤、清除病原体或体内"非己"抗原性异物的功能，产生非特异性免疫防御、监视和自稳等保护作用。由于此时病原体刺激机体产生的应答反应并不显示专一性、特定性，所以该"免疫应答"又称为"非特异性免疫应答"。

适应性免疫应答，则是指体内 T 和 B 淋巴细胞，受到"非己"物质（主要指"抗原"，抗原是指所有能激活和诱导免疫应答的"非己"物质）的刺激后，自身活化、增殖、分化为效应细胞，产生清除抗原等的一系列生物学效应的全过程。

第二节　固有免疫和适应性免疫配合默契

在人体内，固有免疫和适应性免疫二者是相辅相成、密不可分的。一般认为，固有免疫往往是适应性免疫的先决条件和启动因素，而适应性免疫的效应分子，又可大大地促进固有免疫应答的产生。

一、固有免疫是人体的第一道"防火墙"

进化成就了人类适应和主宰部分自然的天然能力。人体的固有免疫系统，就是在人类不断进化过程中形成的能率先抵御"外来侵略者"的一道固有屏障。这道屏障一般由固有组织屏障、固有免疫细胞和固有免疫分子组成。

首先，组织屏障就像一堵人身上的网络式立体式的"防火墙"，它能有效地把外来病原生物抵挡或遏阻在"墙外"。

如皮肤和黏膜屏障就是一道物理屏障、化学屏障和微生物屏障，它是帮助机体阻挡和抗御外来病原体入侵的最外层防线，由致密上皮细胞组成的皮肤和黏膜组织具有机械屏障作用，可有效阻挡病原体侵入人体内。一旦由于刀伤或烧伤皮肤等破坏了这道物理屏障，即可造成细菌乘"伤口"而入，引起炎症。

再如皮肤和黏膜的分泌物中含有多种杀菌、抑菌物质，如汗液中的乳酸、胃黏膜分泌的胃液中的胃酸等，可形成抵御病原体感染的化学屏障。

又如，寄居在皮肤和黏膜表面的正常菌群，可通过竞争结合上皮细胞，竞争吸收营养物质和分泌杀菌、抑菌物质等方式来抗御病原体形成的感染。临床上长期大量应用广谱抗生素，在杀伤病原微生物的同时，还可抑制和杀伤消化道黏膜上的正常菌群，导致耐药性葡萄球菌或白色念珠菌大量生长，继而引起菌群失调性的肠炎，即为破坏了人体内微生物屏障（平衡）所造成的严重后果。

除了皮肤和黏膜屏障作用外，人体的血脑屏障和血胎屏障，也可在一定程度上阻挡血液中的病原体进入人体大脑或胎儿体内，从而发挥其组织屏障作用。

一旦人体的这些组织屏障被攻破，机体内在的免疫系统马上就会号召相应的免疫应答发生免疫效应。一般情况下，固有免疫会一马当先上前御敌。当病原体攻破皮肤黏膜屏障后，它们会作为异物可直接激活人体的补体（补体是广泛存在于人体血清、组织液和细胞膜表面的一种具有调控机制的蛋白质反应系统，它一旦被激活，即具有吞噬、溶解细胞、介导炎症、清除免疫复合物的生物学功能）旁路，使其被裂解破坏，或者被攻破局部的巨噬细胞活化后产生的趋化和促炎性细胞因子，吸引中性粒细胞迅速进入感染部位，进而对病原体产生吞噬或杀伤作用。中性粒细胞是机体中抗击细菌和部分真菌的主要效应细胞，这也是临床医生在血液检查中发现患者的白细胞（尤其是中性粒细胞）增高与否来判断患者体内是否有细菌感染存在的理论根据所在。

在发生感染后的 4~96 小时这段时间里，可早期诱导固有免疫应答，通过感染部位组织所产生的一些趋化因子，将周围组织中的巨噬细胞募集到炎症部位，发挥其固有免疫应答作用。同时，还可在趋化因子作用下，NK 细胞、NKT 细胞等被募集到感染的组织中，有效杀伤病原体，并清除被感染的组织细胞。况且，B 细胞接受细菌多糖抗原刺激后，也可在 48 小时内产生以 IgM（它是体液免疫应答中最早出现的"先锋队""先头部队"）为主的抗菌抗体，能及时杀伤和清除进入血液和组织中的病原体。

在感染 96 小时（4 天左右）后，接受病原体刺激的未成熟树突状细胞（DC），从局部感染组织迁移到外围免疫器官并发育成熟，从而能有效激活抗原特异性初始 T 细胞，启动适应性免疫应答。

二、适应性免疫是支"召之即来"的"国防军"

适应性免疫应答可分为两种形式，一是由 T 淋巴细胞介导的细胞免疫应答，一是由 B 淋巴细胞介导的特异性体液性免疫应答。

第一，T 细胞应答占据其核心地位。

人体的初始 T 细胞，首先在胸腺（Thymus：第一个字母是"T"，故称 T 细胞）中发育成熟后，迁出胸腺，随血液循环定居于外周淋巴器官（淋巴结、脾脏等），并在体内再循环。成熟的 T 细胞不但介导适应性免疫应答，在胸腺依赖性抗原诱导的体液免疫应答中，也发挥重要的辅助作用。所以说，T 细胞在适应性免疫应答中占据其核心地位。如果 T 细胞出现缺陷，既可影响机体细胞免疫应答，也可影响体液细胞免疫应答，可能导致多种病原微生物感染的机会和风险的显著性增加。

T 细胞介导细胞免疫应答，首先要对抗原加以识别。这是 T 细胞特异性活化的第一步，并最终分化为效应 T 细胞和记忆 T 细胞。它行使免疫效应都是从此开始的。而抗原根据其来源不同，又分外源性抗原和内源性抗原。一般来讲，外源性抗原（如病原体）通过 MHC

（一种主要组织相溶性复合体）Ⅱ类分子抗原提呈途径将抗原提呈给特异性 CD4+T 细胞（T 细胞分化的一个亚群）识别，继而在其基础 CD4+T 细胞通过产生的细胞因子发挥调节细胞免疫应答和辅助体液免疫应答的功能，高效、特异性杀伤细胞内病原体（病毒和某些胞内寄生菌）和感染细胞，或通过活化巨噬细胞及释放活性因子清除和吞噬侵入胞内的病原体。

内源性抗原（病毒感染细胞后，在人体内合成的病毒蛋白，或肿瘤细胞表述的肿瘤抗原等），通过 MHC Ⅰ类分子抗原提呈给特异性 CD8+ CTL（细胞毒性 T 细胞，属 T 细胞的另一个亚群）加以识别，之后，CTL 通过分泌穿孔素等物质直接杀伤靶细胞和诱导靶细胞凋亡等两种杀伤机制来杀伤和清除其靶细胞，表达其免疫效应。

T 细胞从胸腺中的淋巴样祖细胞开始，发育到成熟 T 细胞中的不同阶段表达不同类型和功能。根据不同分类方法，T 细胞可分为若干亚群，各亚群之间相互调节，共同发挥免疫学功能。在此，特别值得一提的是，T 细胞在发育过程中的阴性选择，可及时清除自身反应性 T 细胞，保留多样性的抗原反应性 T 细胞，从而可维持 T 细胞中的中枢免疫耐受功能，且由 T 细胞分化的调节性 T 细胞可通过两种方式负调控免疫应答，即：①直接接触而抑制靶细胞活化；②分泌 TGF-β、IL-10 等细胞因子抑制免疫应答，继而在免疫耐受、自身免疫病、器官移植及肿瘤等多种疾病中发挥重要作用。

第二，B 淋巴细胞的"介导"功不可没。

B 淋巴细胞是由骨髓（Bone，第一个字母为"B"，故称 B 淋巴细胞）中的淋巴样干细胞分化发育而来，成熟 B 细胞主要定居于外周淋巴器官的淋巴滤泡内。它表面的多种膜分子在其分化和功能执行中发挥重要作用。B 细胞在分化发育过程中发生的主要事件是功能性 B 细胞受体和 B 细胞自身免疫耐受的形成。

B 细胞受体（BCR）是表达 B 细胞表面的免疫球蛋白，即膜性免疫球蛋白（MIg）。当抗原（如病原体）刺激该受体而被识别，即启动体液免疫应答。一般来说，抗原进入抗体后诱导其特异性 B 细胞活化、增殖并最终分化为浆细胞，产生特异性抗体进入体液，发挥体液免疫应答效应。B 细胞介导的免疫应答依据抗原的不同，可分为 T 细胞依赖抗原（TD-Ag）的免疫应答和对 T 细胞非依赖性抗原（TI-Ag）的免疫应答，也就是说在免疫应答中，前者需要 T 细胞（Th 辅助 T 细胞）的辅助，而后者则不需要。

B 淋巴细胞介导的体液免疫应答的重要效应分子是"抗体"，它是免疫系统在抗原刺激下，由 B 淋巴细胞或记忆 B 细胞增殖分化成的浆细胞产生，可与相应抗原产生特异性结合的免疫球蛋白。它主要分布在血清中、组织液中和外分泌液中及某些细胞膜表面，识别抗原并与之特异性结合，是抗体分子的主要成分，它通过结合病原微生物及其产物，具有中和毒素、阻断病原体入侵等免疫防御功能。但抗体本身并不能直接清除病原微生物，而是抗体与相应抗原结合后，通过经典途径直接激活补体系统，或形成聚合物后通过旁路途径，间接激活补体系统，使之最终在靶细胞表面形成攻膜复合物（MAC），从而使其细胞内外渗透压失衡，导致细胞溶解，因而参与宿主抗菌、抗病毒等的防御机制，以及参与机体防肿瘤免疫的效应机制等。

抗体在成年人体中可分为五大类，即 IgG、IgM、IgD、IgA、IgE，其中 IgG 和 IgM 以高浓度分布人体全身，是全身性体液免疫反应的主要效应分子。而 IgG 在血清中总 Ig 中占 75%~80%，是机体抗感染的"主力军"，IgM 占血清抗体的 5%~10%，是最早出现的抗体，是机体抗感染的"先头部队"。IgA 有血清型和分泌型两种，其分泌型是外分泌液中的重要抗体类别，通过参与黏附局部免疫，阻止病原体黏附到细胞表面，从而在局部抗感染中发挥重要作用，所以被誉为抗感染的"边防军"。

B 细胞介导的体液免疫应答，分为初次应答和再次应答，抗原初次刺激机体所引发的应答称为"初次应答"。初次应答中自身形成的记忆细胞，在再次接触相同抗原刺激后迅速产生高效、持久的回答，即"再次应答"。与初次应答比较，再次应答对抗体的产生过程显示有如下特征：①潜伏期短，大约为初次应答期的一半；②血清抗体浓度增加快，平台高（比初次应答高 10 倍以上）；③抗体维持时间长（可持续数月或数年）；④诱发再次应答所需抗原剂量小；⑤再次应答主要产生高亲和力的抗体 IgM。

人工免疫就是利用上述原理，通过减毒（或灭活）疫苗接种，人工地（被动地）获得适应性免疫（如婴幼儿时期的各种免疫接种预防），从而使机体具备抵抗该病原体的免疫力的过程。

第三节　免疫"应答"与"耐受"能保护人体不受侵犯和维护人体自身稳定

机体的免疫系统，对外来抗原刺激产生一系列应答以清除抗原物质，给人筑起一道"御外"的"防火墙"，使人体得到一层特有的保护。同时，它对体内组织细胞表达的自身抗原，却表现为"免疫不应答"（即免疫耐受，有选择性地熟视无睹或不予理睬），而避免了自身免疫病的发生，防止了"敌""我"不分而乱杀无辜、自相残杀的现象出现。对此，我们不得不十分虔诚地感谢这个"免疫耐受"给人类带来的福音！当然这种免疫耐受又并非放之四海而皆准，而是具有高度特异性，即只对特定的抗原不应答，而对其他的抗原仍能产生良好的免疫应答。因此，免疫耐受并不影响适应性免疫应答的整体功能，因而它不同于免疫抑制剂或免疫缺陷所致的无反应状态，从而说明免疫耐受和免疫应答相辅相成，二者的平衡对维持免疫系统的自身稳定是何等重要！

第四节　免疫"应答"与"耐受"二者各自的"太过"与"不及"皆可导致疾病

一般情况下，如果某种原因引起免疫应答或免疫耐受的生理功能出现障碍，就可能导致人体免疫防御、免疫监视和免疫自稳功能的紊乱，对人体造成病理性损伤，从而产生不同的疾病。

临床免疫应答的功能出现障碍，常表现为两种情况。一是免疫应答功能低下或缺失，机体就会缺乏对外来侵袭者的防御功能，使病原体能轻易地入侵人体而导致感染性疾病的发生，许多因抵抗力降低而出现的感染性（传染性）疾病多属于这种情况。一些人同时暴露在同样的传染风险面前，有的人易被传染，有的人却安然无恙，这多与易感人群的免疫应答能力密切相关（当然也还与感染量等因素相关）。免疫应答严重不足，甚或免疫缺陷者更是如此，将更易出现免疫缺陷病，如后天获得性免疫缺陷综合征，即"艾滋病"，因患者感染艾滋病病毒后破坏了人体的免疫系统，导致后天免疫缺陷。

但是，免疫应答又是把"双刃剑"。异常的免疫应答也可导致多种免疫相关疾病发生，最常见的是机体在某些抗原刺激时，出现反应过度的生理功能紊乱等异常的免疫应答，即"超敏反应"。临床上常见的因药物、花粉、鱼虾，或特殊细菌类引起的过敏反应很多。目前，国内外超敏反应引起的疾病发病率都在明显上升。

另外，免疫应答如果存在，但免疫耐受状态却可在某些内、外因诱发下而被打破，持续迁延的自身免疫对自身抗原产生不断的免疫应答，即可造成对自身细胞的破坏、组织的损伤或功能的异常，导致免疫忽视（指免疫系统对低水平抗原或低亲和力抗原不发生免疫应答的现象）被打破，出现自身免疫病。

自身免疫病形成的病理损伤机制，一般认为是由自身抗体和自身反应性 T 淋巴细胞所介导的。对自身细胞或自身成分发生的免疫应答（免疫耐受被打破），是导致免疫病理损伤的根本原因，其发病机制与超敏反应的发生机制基本相同。根据其应答方式，可分为由自身抗体介导的自身免疫病，如风湿性关节炎、风心病等，和由自身反应性 T 淋巴细胞介导的自身免疫病，如类风湿关节炎、胰岛素依赖性糖尿病等。

此外，免疫耐受与多种临床疾病的发生、发展及转归密切相关。一方面，如上述因素丧失对自身抗原的生理性耐受而引起自身免疫病；另一方面，对病原体抗原和肿瘤抗原出现的病理性耐受，则可阻碍正常的免疫防御和免疫监视的应答功能的有效发挥（当为而不作为），导致慢性持续性感染和肿瘤的发生与发展。

第五节　免疫"调控阀"要是掌控在我们自己手中该有多好

免疫调节在复杂的免疫细胞之间、免疫细胞与免疫分子之间以及免疫系统与其他系统之间的相互协调，是维持机体内环境稳定的重要因素。免疫应答作为一种生理功能，无论是对自身成分的耐受，还是对"非己"抗原的排斥，都几乎是在免疫调节机制这个总调控阀的控制下进行的。可以说，免疫调节贯穿整个免疫应答过程，调动多种免疫分子，多种免疫细胞和机体多个系统（含神经、内分泌和全免疫系统等）共同参与。如果免疫调节这个"总阀门"功能失调或异常，对"非己"抗原就不能产生有效的免疫应答，也就是说，不会去抵抗"敌人"而将丧失其对人体有效的免疫保护作用，机体就会罹患疾病。反之亦然，如果对自身成分产生强烈的免疫攻击，也会引起自我戕害而发生自身免疫病。

免疫调节不是孤立存在的，是与神经—内分泌系统调控作用密切相关的。例如，神经细胞及内分泌细胞能分泌多种细胞因子（如白介素等）直接作用于免疫细胞。同时，免疫细胞也可通过分泌激素或神经肽（如肾上腺皮质激素、生长激素、脑腓肽等）调控神经—内分泌系统。在临床上可见紧张和精神压力，可以加速免疫相关疾病的进程，内分泌失调也可影响免疫疾病的发生和发展。

除此之外，免疫应答还受到遗传的控制，针对某一特定抗原的刺激，不同个体是否发生免疫应答以及发生的强弱，存在明显的差异，这表明免疫应答还可能受遗传性背景的严格控制。最近，微小核糖核酸（miRNA）对免疫应答的调节，逐渐成为免疫学领域的研究热点，人们积极地在基因水平探索和寻找着在免疫中发挥重要作用的"调控阀"，虽然结果不一定完全如人所愿，但科学家锲而不舍的精神，则闪烁着探索精神的光辉。

固然，免疫应答与免疫耐受，它们是人体免疫系统的重要免疫机制。但面对"非己"时，如何让人体正常发挥免疫应答而又不致"太过"，面对"自己"时，如何正确表达免疫耐受，做到既不丧失对自身组织的生理性耐受，也不表现为对肿瘤等抗原的"病理性耐受"，或者用人工方法能较有效地诱导生理性免疫耐受和打破病理性免疫耐受，从而把守候人生自身健康的总阀门牢牢掌握在自己的手中，对于人类来说，这是多么具有诱惑力！然而，残酷的事实告诉我们，基于免疫系统的复杂性，环境与遗传的相关性，生命个体的差异性等，目前这还只是一个多么令人神往、却又是多么难以企及的目标！

但无论怎样，有一点，我们是谁也不能忽视的，即健全的免疫系统，对于所有健康者来说，都是一个难得的"宝贝"，它可谓为维护人们的正常健康水平立下了汗马功劳！甚至可以说，在人类过往的防癌和未来的抗癌机制中，"免疫"这个突破口蕴藏着无限的希冀，在之后治疗癌症的诸多探索道路上，它最有可能显露出成功的端倪。反之，残缺的免疫系统则将严重地削弱人体的正常防疫体系和健康保障机制，丧失人体的免疫防御或免疫监视或免疫自身稳定功能，并进而从不同的角度再无情地去蚕食人生的尊严、人格的尊重和人性的尊贵。

这一点，人们往往在健康时感觉并不明显，或不自知，只有在自己真正罹患相关疾病后，感受许多不同层面的痛苦时，大家也才会恍然大悟。可见，免疫系统的不显山不露水，让我们许多人都遗憾地成了痛苦的后知后觉者。

第四章

药物的"双刃性"总在告诉人们："爱你不容易"

第一节　药物是颗摧毁疾病这个"碉堡"的"炸弹"

在每个人的生命长河中，无不怀揣"七情六欲"、品食"五谷杂粮"，几乎没有谁不曾有过头痛脑热、问医寻药的生活体验。人生病了，就得找医生看病，待医生确诊后，就得运用药物进行治疗，即使是通过手术治疗，一般术前也要用麻醉药止痛，术后要用抗生素预防感染。因此，药物是医生帮助患者解除痛苦的主要武器，也是患者赖以维持健康的重要助推器。

那么，什么叫药物呢？

药物是具有诊断和防治疾病或对机体具有保健作用的物质的总称。从广义上来看，凡是可以改变或查明机体的生理功能及病理状态，用于诊断、治疗、预防疾病和保健的物质都属于药物范畴。

药物的来源有二：一是自然界，又称天然药物，有动物类、植物类、矿物类和海洋生物类等，包括中药和少部分西药；二是人工合成制品或仿生制品。人工合成药品属化学合成药，指以结构较为简单的化合物，或具有一定基本结构的天然产物为原料，经过一系列化学反应过程制得的对人体具有预防、治疗及诊断作用的药品，包括在全球排名前50位的畅销药物中占80%的西药，都属于此类。

人类发现和利用药物的历史大约可追溯至五六千年前。在古代尚无文字的时期，人们在漫长的自然生活经验中，就慢慢地开始学会利用大自然界中有用的动植物来对付疾病和解除伤痛，并逐渐认识到，有些天然物质不仅可以解毒，还可治疗一些疾病（如黄连解毒、苦楝驱虫），于是便慢慢形成了药物的原始起源。

我国大约成书于东汉时期的《神农本草经》，是我国现存最早的中药学专著。该书记载了前人遍尝百草，常常"日中七十毒"的传说，并根据其性能和使用的不同，把365种药物（其中植物252种、动物67种、矿物46种）分为上中下三品（三品分类法），从而奠定了我国天然药物治疗疾病的基础。另外，在全世界还发现，古代的希腊和亚细亚地区生长的罂粟，古埃及和印度生长的火麻，墨西哥地区生长的威廉斯仙人球，安第斯山脉生长的古柯等植物，都具有镇痛和愉悦心情的作用，从而让不同地方的古人类也开始了天然物质对人类精神活性物质最早的应用实践等。

但是，世界上药物的真正广泛应用，则是源于化学合成药物的出现和发展。化学合成药的产生，肇始于19世纪40年代，首先是氯仿和乙醚等麻醉剂在外科和牙科手术中的成功应用，标志着化学合成药在医学临床上的闪亮登场。随着有机和无机化学、药理学、药代学、药毒学和化学工业的进步，其化学合成药的研制工作发展迅速。目前，临床使用的化学合成药已达数千种之多。这些化学合成药物和固有的一些有效的天然药物的医疗效应，帮助人们拔祛身上的痼疾，解除患者的痛苦，从而大大地提高了人类健康水平、生存质量以及平均预期寿命，有力地推动了人类社会生产力的向前发展。可见，如果没有这些药物的出现，很难想象我们人类自身的过去、今天和未来。应该说，在人类健康的发展史上，药物是谁也无法否认的有功之臣。

第二节　药物也可能成为给人类酿成痛苦和不幸的"灾星"

但是，一百多年来，药物被大量和频繁使用的现实是，它也给人类带来了不少痛苦和灾难。由于疾病的错综复杂和药物的种类繁多以及不恰当的使用，仅临床上不合理用药就出现了许多触目惊心的事实，足以让世人警醒。

据世界卫生组织调查表明，全球 1/3 以上死亡的病例并不是疾病本身，而是因为不合理用药造成的。2012 年，我国国家药品不良反应监测系统，共收到药品不良反应事件报告超过 120 万份，其中，集中于过度输液、药物过量、抗生素滥用、感冒药滥用和滋补药滥用等过度医疗行为，这对公众健康和社会生态文明构成了新的威胁。2014 年 9 月，据我国红十字会的估计，全国过度医疗和过量用药，每年造成大约有 40 万人非正常死亡，相当于当年交通事故致死人数的两倍。且过度用药和错误用药所致的医源性疾患和药源性伤残问题更为严重。从另一种角度来看，药物又似乎成了有损人们健康的"有罪之臣"。

虽然该说法有些偏颇，但无论怎么说我们都得承认：药物和其他事物一样，其"双刃性""双重性"，不得不令医务工作者们和卫生主管部门高度警觉。药物固然是给患者治病的"子弹"，而患者则是药物代谢的载体和体验者，也是药物"双刃性"即有效性的领受者和毒性反应的承受者。

可以说，药物和毒物之间并无严格界限。毒物是指在较小剂量即对机体产生毒害作用，损害人体健康的化学物质；而任何药物剂量过大，都可能产生毒性反应。药物作为一种外源性物质（不是人体内生固有的），在体内经过酶的作用后，使药物的化学结构发生改变或生物转化，经过一系列代谢后，其药理活性或毒性都会发生改变，大多数药物在体内被灭活，药理作用降低或完全消失。但也有少数药物被活化后，可产生毒性，这说明药物的代谢产物与药物毒性作用具有密切关系。因此，人们常说的"是药三分毒"不无道理，何况一些天然药物（如川乌、草乌）和化学合成药（如一些早期的抗恶性肿瘤药）本身就是对人具有较强的毒副作用的物质。

凡称"药物"，都是应该对机体具有一定作用的。药物对机体的初始作用，叫"药物作用"，它是动因，但它只能对机体原有功能发生作用，而对于失去了原来固有功能的机体（如死者的尸体）即不可能有药物的始动作用发生。正常情况下，药物作用和药理效应二者意义相似，学界人们在习惯用法上并未严加区别。

"药理效应"是药物作用的结果，是机体反应的表现，它是对机体器官或组织细胞，原有功能的改变。一般来说，药物能将其原有功能提高者称为"兴奋"，如肾上腺素升高血压，使功能降低者称为"抑制"，如吗啡镇痛。

多数药物都是通过化学反应而产生药理效应的。如果这种化学反应具有专一性，我们说这种药物的作用具有"特异性"（如阿托品特异性阻断 M 胆碱受体，却不能阻断 α 肾上腺素受体）。另外，药物的化学作用还有其"选择性"，一种药物能影响机体多种功能的，我们说它选择性低，一种药物只影响机体的一种功能的，人们称它选择性高。但药物作用的特异性强，并不一定就引起选择性高的药理效应，即二者之间并不一定平行，只能说作用特异性强和效应选择性高的药物，应用时其针对性更好，反之，效应广泛的药物，其副反应必然较多。

鉴此，临床上人们决定用药的前提和基础只有两个。

其一，是疗效。使用药物的目的前提是追求较高的治疗效果，即通过药物的作用，有利于改善患者的生理生化功能或改变其病理过程，使患者的机体活动恢复正常。在临床用药时，根据其治疗的结果，人们将其治疗作用分为"对因治疗"（药效目的是消除原发致病因子，如感染性疾病用抗生素杀菌抑菌）和"对症治疗"（药效目的为改善症状，如发热患者用退热剂）二种。

其二，是安全。药物本身是用来治病的，接受治疗的人多是具有一定痛苦的患者，而如果使用药物后，不但没给患者消除痛苦，反而给患者增加了一些药源性灾难，此乃临床用药之大忌。

说到药物安全性问题，不能不让我们联想到 20 世纪中叶，震惊全世界的"反应停"事件。

早孕反应是许多孕妇怀孕前三个月都有的一些常见反应。初孕后在大量孕激素、雌激素的作用下，常出现消化系统和新陈代谢等方面的一些不良反应，如头晕乏力、恶心厌油、晨起呕吐等。在临床上一般不做特殊处理，大约过三个月，孕妇即可慢慢恢复正常。但在 20世纪 60 年代前后，欧、美、亚洲等至少有 15 个国家近 100 万人应用了"反应停"的药物治疗早孕反应，也取得了服药后即不再恶心呕吐的显著药用效果，因而，当时每月的销售量竟达到了 1 吨水平的状况，以致当时在西德的某些州，患者几乎不需要处方就能在药店轻易买到"反应停"。但就在此时，人们发现随之而来的是，这个时段前后出生的婴儿，许多都是短肢畸形，形同海豹，被称为"海豹肢畸形"，有些甚至根本就没有手脚。于是，以伦兹博士为首的研究小组，着手对这种"怪胎"进行了流行病学调查，并于 1961 年发表论文，提出"畸形原因"是催眠剂"反应停"所致，顿时让全世界大为震惊。于是该药从"宠儿"一时变成了"弃儿"，马上在全世界被迅速停用。但截至 1963 年，在世界各地，如西德、美国、日本、荷兰、英国等国，由于服用该药物而诞生了 12000 多名无辜受害的婴儿。

该药原名叫"沙利度胺"，最早由西德格仑南苏制药厂开发，1957 年首次被用作处方药。沙利度胺被推出之初，医药学家们认为它在妇女妊娠期时能控制紧张的精神，防止恶心呕吐，具有一定镇静作用，因此被临床上广泛运用，且同时将商业名称改为"反应停"。

后来，经严密的调查研究确认，孕妇从停止月经算起，34~54 天之内，如服用过此药，迟早会出现上述导致婴儿畸形或类似的状况。一般来说，基因上的生命密码在正常情况下，四肢的 5 个指（趾）头都应按照指令有规律地形成。可是，在这些肢体和指（趾）头发育形成时期，如服用了"反应停"这种药物，能使这种发育指令在某一部位发育受到障碍，其结果就会产生"海豹畸形儿"，从而酿成了震惊世界的药源性灾难。

第三节　不良反应难免让人们对药物既"爱"又"恨"

从此之后，药物的不良反应开始更加引起世人关注。

"不良反应"，是指与用药目的无关，并给患者带来不适或严重痛苦的反应。一般情况下，多数不良反应是药物固有的反应，是可以预知的（大多数药物在上市前，通过初步预试和三级临床试验就已基本获知了的），但不一定是必然能够避免的。有少数较严重的不良反应在临床上较难恢复，人们把它称为"药源性疾病"。例如，治疗革兰阴性杆菌的主要抗菌药之一——庆大霉素导致的患者耳蜗的听神经损伤而出现的听力减退或永久性耳聋，即是该药物通过母体影响其子宫内胎儿造成的先天性听力障碍。再如，服用扩血管药物肼屈嗪可诱发的系统性红斑狼疮等。

临床上，几乎所有药物（含维生素类）应用不当都会出现一些不良反应。这一点，大众认识大有差距。

笔者在日常生活中，曾看到一位朋友由于习惯性不吃早餐，临近中午时，总有饥肠辘辘的感觉，于是，该友人就顺手从抽屉内拿出药瓶，抓一把维生素 C 即往嘴里塞。当问她为什么饥饿后吃药时，她说："西红柿、苹果的主要营养不是维生素吗？我饥饿后服维生素 C 不就等于吃苹果、西红柿吗？"

其实，殊不知，维生素是不能与某种水果的营养画等号的。即使维生素 C 毒性很低，但大剂量使用（如 1~4g/d）时，也可造成消化道、心血管和泌尿、血液、生殖等系统产生不良反应。一般认为，维生素 B_6 较少引起毒性反应，但长期大剂量（＞200mg/d）应用时，也可引起神经毒性反应，如果妊娠头三个月内，一直服用多种维生素，胎儿神经系统缺陷症的危害性会高达 60%。可见，任何药物使用不当，都可出现不良反应。

一般不良反应可大致分为如下六类：

（一）副反应（也叫副作用）

由于该药物选择性低，可作用于机体的多种功能。其药理效应涉及多个器官，当只有某一效应用作治疗目的时，其他效应便成了该药的副反应。例如，阿托品可用作解除胃肠道痉挛，缓解腹部疼痛，但它还可引起口干、心悸、便秘等副反应。副反应是在治疗剂量下发生的，是药物本身固有的作用，是难以避免的，多数较轻微，并可以预料，事前，医生需对患者加以告知和说明。

（二）毒性反应

毒性反应是指在剂量过大或药物在体内蓄积过多时，发生的危害性反应，一般较为严重。毒性反应一般也是可以预知的，应该尽量避免发生，如急性毒性反应多损害循环、呼吸及神经系统功能，慢性毒性反应多损害肝、肾、骨髓、内分泌等功能。还有更为严重的是，某些药物可诱发癌症，或导致胎儿畸形等，都属于其慢性毒性范畴。临床上当人们试图通过增加药物剂量或延长疗程，以达到治疗目的时，应该知道，不仅其有效性是有限的，而且过量用药是有毒性反应的使用风险的，应当十分慎重。

（三）后遗效应

后遗效应是指停药后血液中的药物浓度已下降到阈浓度以下时，但仍残存在体内产生的药理效应。例如，我们在临床上让患者服用巴比妥类药物后，第二天早晨醒来往往还伴有乏力、困顿等现象。

（四）停药反应

停药反应是指突然停药后，原有疾病反而加剧，又称"回跃反应"。例如长期服用某些降压药的高血压病患者，在停药次日即出现血压明显上升，伴有头项疼痛等，即属于停药后的回跃反应。

（五）变态反应

变态反应是Ⅰ型超敏反应。非肽类药物作为半抗原，与机体蛋白结合为抗原后，经过接触若干天的敏感化过程，而发生的反应，称为过敏反应，常见于过敏体质患者。过敏反应的性质与药物原有效应无关，同时，应用药理性拮抗药解救也无效，一般也与剂量无关。其反应的严重程度差异很大，从轻微的药疹、发热至造血系统抑制、过敏性休克、肝肾功能损害等。可能只有一种症状，也可能是多种症状同时出现。停药后反应逐渐消失，再使用时可能再发。

导致过敏的可能因素大致有三，药物本身，或是药物的代谢产物，或是药物制剂中的杂质。对于这类药物，临床用药前，一般提倡做皮肤过敏试验。但仍有极少数假阳性或假阴性反应，导致临床前的误判，如个别患者做青霉素皮试时，显示阴性，当注射该药后，马上却出现过敏性休克。可见这是一类非常复杂的难以精准把控的药物不良反应。

（六）特异质反应

少数特异性体质患者，对某些药物反应特别敏感，反应性质也可能与常人不同，但与药物固有的药理作用基本一致，反应严重程度与药用剂量成比例，用药理性拮抗药物救治可能有效。这类反应不属于免疫反应范畴，可能是由于一类先天遗传异常所致的反应。例如，应用骨骼肌松弛药琥珀胆碱时，发生特异质反应，可能是由于体内先天性血浆胆碱酯酶缺乏所致。

第四节　我们不得不小心翼翼地与药物伴随成长

通过上述实例和分析可知，药物的有效性和安全性是人们最为关注的重要因素，但我们同时还知道，它们的形成往往有赖于药物与机体细胞紧密结合才能发挥作用。在常态下，机体的每一个细胞都有其复杂的生命活动过程，而药物的作用又几乎涉及与生命代谢活动过程有关的所有环节。因此，药物作用于人的机制十分复杂，至少涉及到人的受体、各种酶以及基因水平的不同表达等。

受体是能识别周围环境中能与其结合的某种微量化学物质，并通过中介的信息放大系统，引起后续生理反应或药理效应的功能蛋白质。体内能与受体特异性结合的物质称为"配体"。受体对相应的配体有极高的识别能力，且受体几乎均有相应的内源性配体（如神经系统和激素等）。一般情况下，药物被摄入人体后，如果对其相关受体既有亲和力，也有内在活性（指药物与受体结合产生效应的能力），就会激活受体而产生效应。如只有亲和力而没有内在活性的药物，虽然与受体结合，但不能产生药理效应。

人们习惯于将既具有亲和力、又具有较强内在活性的药物叫"完全激动药"（如吗啡属此类）；而具有较强亲和力，但内在活性不强，与其他激动药并用，还可拮抗该药的部分效应，我们称之为"部分激动药"（如喷他佐辛即属此类）。

能与受体结合具有较强亲和力而无内在活性的药物，我们称为"拮抗药"，它本身不产生药效作用，但因其占据受体，能产生拮抗其他激动药的效应（如纳洛酮等）。

由此可见，药物和机体的相互作用，决定药理效应的同时，药物与药物之间的相互作用，也会影响到药物的效应。临床上由于疾病的多因性和复杂性，联合用药是屡见不鲜的。那么，临床上应十分注意的，自然是有些药物之间的相互影响和干扰，可改变药物在体内过程及机体对药物的反应性，从而使药物的药理效应或毒性反应发生变化，甚至使其走向反面。

另外，人群中即使各方面条件都相同，但还有少数人对药物反应性却不同，我们称之为"个体差异"。与种族之间的药物代谢反应差异比较，有时同一种族内的个体差异更为显著和重要。如在口服同一剂量的普萘洛尔后，在白人和黄种人中产生的血浆浓度平均值差异不到一倍，但在黄种人相互之间，个体差异可达 10 倍的区别。

还有，长期反复用药也可引起机体（包括病原体）对药物反应发生改变，主要表现为耐受性、耐药性和依赖性。

耐受性为机体在连续多次用药后，对该药物的反应性降低，只有通过增加剂量，才能让其耐受性消失（如巴比妥类药物），而这个过程在临床上是不宜持续和反复的。

耐药性是指病原体或肿瘤细胞对反复应用的化学治疗药物的敏感性降低，也称抗药性。因为长期反复应用抗生素，特别是剂量不足时，病原体产生了抗菌药物失活酶，改变了细胞膜的通透性，进而改变了靶结构和代谢过程等，抗生素的滥用是病原体产生耐药性的重要原因。

依赖性是指长期应用某种药物后，机体对其产生生理性或精神性的依赖和需求，如服用精神活性药物（如吗啡），在停药后，可发生严重的精神性依赖和躯体性依赖等一系列的特有症状。

当然，我们不能因此就讳疾忌医，望而却步，也不能简单否定许多时候联合用药的必要性和有益性。当病因治疗一时还无法获得满意的效果时，兼以对症用药也是必需的。如急性感染后出现高热时，常常抗生素加退热药联合使用，"标本兼治"；再如手术前各种麻醉药物单独使用效果都不理想时，同时应用二种以上麻醉药物进行复合麻醉，常可达到理想的麻醉效果。

毋庸置疑，尽量提高药物作用于机体的有效性，并尽可能减少其不良反应，甚至毒性反应，应该是人们临床用药的最佳目标和最高准则。最理想的给药方案是结合每个患者的具体情况，量身定做（个体化医疗）。为了达到这个理想目标，既要根据药代动力学原理，找到患者年龄、体重和身高，并计算出药物的剂量分布容积和体内消除率等参数；在需要合并用药时，也要注意某些药物具有药酶诱导或抑制作用，合并使用时可能显著改变其他药物的药动学性质，致使药物血浆浓度发生异常改变；另外，还要避免患者的烟酒不良嗜好等可能与药物的相互影响，以及根据不同的生产厂家、不同的给药途径、不同的药物批号、剂量等因素考量会造成对药效学和药动学的不同影响；要密切关注肝肾功能和血浆蛋白含量以及影响血药浓度的因素等复杂程序而进行综合施策。

理想很催人振奋，现实却令人无奈。即使能够充分满足上述条件，但源于疾病的多因性和复杂性，联合用药的矛盾性和掣肘性，以及药后许多错综复杂的不可预估性，往往给药物治疗的完美目标的实现带来许许多多的困难。尤其是生命个体的差异性，临床上运用同一种药物治疗同一类疾病而出现治疗效果迥异的情况并非鲜见。

几千年的药物应用史和一百多年的药学史告诉我们，药物是我们人类面对的一把双刃剑，它既可帮助人们消除痛苦的脓包，也可意外误伤无辜的脊梁。早在 20 世纪初，德国科学家 Paul Ehrrich 将药物比喻为"魔术的子弹"，且天真地把它描绘为能准确地作用于病变部位而对其健康组织丝毫无损的"子弹"，然而他的理想目标和良好憧憬，在一百多年来的残酷现实面前被碰得灰头土脸了。

尽管如此，人类在现实生活中还远没有条件滋生出完全摆脱药物的"野心"（想必永远也很难），理所当然，也不会长期容忍这个不得不被人们既"爱"且"恨"的家伙不断地伤害着自己。在与爱恨交织的药物相伴的历程中，人们可能更多的是通过扬长避短和推陈出新的要则，尽可能多地去寻求药到病除的"善意"，并规避其雪上添霜的"恶行"，从而让人们健康更有保障，活得更有尊严。

第五章

陌生病毒还会不时"造访"人类

第一节　联合国大会上，专家们未敢盲目乐观

2014 年 7 月 10 日至 11 日，联合国在纽约总部召开第 68 届联大的高级别会议，审查及评估预防和控制非传染性疾病，WHO（世界卫生组织）负责人在会议上正式宣布，全球最大的致病致死疾病群——各类感（传）染性疾病在人类的共同抗击下业已显著退却，其所居首位，正式被心脏病、癌症、糖尿病、呼吸道疾病等非传染性疾病所取代。这意味着在人类发展史上曾经长期侵害人体、严重危害人们健康的传染性疾病的发病之势，已得到有效遏制。这可谓人类历史上的一个里程碑式的伟大胜利。

然而，与会者并未就此欢呼雀跃。那是为什么呢？难道是全体与会人员都情感麻痹，而没有兴奋感了吗？不是！实际上是因为，除了这些有识之士们清楚地知道，这些正在发达国家和部分新型国家中异军突起的非传染性疾病，并非是盏"省油的灯"，其迅猛的发展趋势和较高的致死、致残率，足以让世人不敢小觑或视而不见。而颇为重要的是，对于那个与人类打了几千年交道的"老对手"——传染性疾病

的减少，绝不可麻痹大意或掉以轻心。根据历史上的经验和教训，许多曾经"相识"的致病微生物，还会在适宜的条件下，不时以"变异的老朋友"或"不速之客"的身份重返人类来"搅局"。尤为重要的是，一些历史上未曾出现过的"新朋友"，也可能高调问世。那些"陌生的问津者"或以"新生代"（陌生的新病毒，如 2003 年突然来袭的 SARS，简称"非典"）名义，或以"姊妹篇"（某种病毒的亚型）的形式出现，一时搅得人类"周天寒彻"，以致让人们处于措手不及和束手无策的状况，让我们自诩为科技含量很高的当代医学，也一时只得处于"盲人摸象"的境况，人们因此生出几分无助和无奈来。

历史的印记是不可磨灭的，盲目的乐观只会折射出人类的无知。

第二节　病毒是个奇特的"家伙"

翻开人类历史，在由病毒、细菌、寄生虫和真菌等几大类病原体感染的疾病中，对于人类来说，病毒由于其结构的特殊性和对药物的不敏感性，决定了它是个最难纠缠的家伙。即使到了现代医学高度发达的今天，对于不少病毒性疾病，我们仍然缺乏行之有效的治疗方法，而恰恰又是它在整个微生物所致疾病中的占比最高，达到 75% 左右。病毒除了能引发许多传染病外，甚至还与部分肿瘤（如人乳头瘤病毒可能引发宫颈癌）和自身免疫疾病（如艾滋病）的发生密切相关。有人预测，它可能是伴随我们人类成长进步的过程中对医学最具挑战性的微生物。因此，无论何时，我们都要对它保持高度警惕。

在大自然当中，病毒是形态最微小、结构最简单的微生物。目前被人类认识的病毒已有 4000 多种。它被认为是地球上唯一没有细胞结构的最小微生物，在电子显微镜下放大几万至几十万倍方可观察到。病毒无完整的细胞结构，仅靠一种类型核酸（DNA或RNA）作其遗传物质，外围只存有蛋白衣壳或包膜作为核酸的保护层。它无独立的代谢系统，本身并不能像细菌等衍生物一样进行二分裂繁殖，而仅仅只能依靠寄生在东道主（宿主）的活体细胞内方可显示其生命活性，并根据其核酸的指令，复制出大量的子代（后代），且导致其东道主（宿主）的细胞发生多种改变。从这点来说，病毒可谓是最为狡猾最没"良知"的微小生物。它依赖宿主的活细胞生存，与宿主的活细胞交织在一起，而展开一系列的"纠缠"和"叛乱"活动。

应该说，几千年来，我们人类这种最高级的生灵，应对地球上种类繁多的生物多少都是有些办法的，尤其是对用肉眼看得见、摸得着的动植物，我们往往都是得意的控制者。如对野生的许多动物，人类能设法制服、降服和驯服它们，对许多植物能栽培、种植和嫁接等。同时，对于像有害的细菌、真菌和寄生虫等病原生物，由于疫（菌）苗、抗生素和驱虫剂等多种有效的药物和生物制品的研制，许多相应的感染性疾病都得到了明显的遏制。尤其是它们大多是作为一种独立的异物侵入人的机体的，人类可以研制出像青霉素、头孢菌素和不同的驱虫剂等，对此类细菌、真菌、寄生虫等进行大力杀死、剿灭和驱逐。

令人感到麻烦的是，由于病毒构成极为简单，无细胞结构，使能抑制细菌细胞壁合成的青霉素类药物竟毫无用武之地，而不能将其杀灭。且病毒是寄居在宿主体内并与其细胞"缠绕"在一起的微生物，我们迄今为止，都很难找到一种只杀死病毒而对被纠缠在一起的人体正常活体细胞无损的精准药物和有效工具。与此同时，病毒具有严格的活体胞内寄生特性，自己在繁殖过程中，因自身易于出现错误，而不断形成新的变种。诸如流感病毒，可出现变异而感染人、猪及鸟类等。除了人流感可分为 A、B、C（或称甲、乙、丙）三类外，感染鸟类的禽流感（部分可人禽共患），还可根据其病毒包囊中两种不同的重要糖蛋白物质即血凝素（HA，简称"H"）和神经氨酸酶（NA，简称"N"），就至少可分离出 20 多种变异亚型，使人们对相应药物或生物制品（疫苗）的研究步伐总是落后于病毒的变异步伐。

即使我们业已研发出一些抗病毒的药物，也并非特异性很强的有效药品。大多只停留在外围作战，如抢占宿主活体细胞表面的"受体"（具有介导作用的特殊功能蛋白质），从而阻止病毒继续吸附穿入；或是影响病毒内部演变，如发挥抑制酶的作用，阻止病毒 DNA 合成；或是干预第三方，即增加宿主抗病能力，间接调动和激活宿主细胞的某些酶，来降解病毒的 RNA，从而抑制其病毒的合成和复制（翻译）等。但实事求是地说，据此制备的抗病毒药物，无论是对急性病毒性感染，如甲型流感、"非典"，或慢性病毒性感染，如"乙肝""丙肝"等，都还远未达到理想的有效程度。

由此可见，病毒这种死皮赖脸、纠缠人类的"小家伙"，它可能是我们人类未来很长一段时间里难以摆脱、不可小觑的"大敌人"。

第三节　天花等病毒曾经"杀人如麻"

病毒这种微小生物，虽然我们发现和认识其真面目的历史并不长，约从 19 世纪后期开始认知，只有 100 多年历史，但有史可记的它存在并戕害人类的历史却至少已有 3000 多年了。例如，被历史学家称为制造人类史上最大种族屠杀的"杀手"，又被称为人类历史上最致命的八种病毒之一的天花病毒，它所致的瘟疫杀死的人就不计其数。
最早有记录的历史记载，天花病毒酿病发生在古埃及。公元前1156
年去世的埃及法老，拉美西斯五世的木乃伊就有患过天花的皮疹的痕
迹。15世纪末，欧洲人踏上美洲大陆时，这里住着2000万~3000万
原住民，约100年后，原住人口只剩下不足100万，除了战争杀戮以
外，大多数死亡者皆是"天花所赐"。另外，18世纪欧洲天花大流行，
先后也造成了近6000万人死亡。

在与人类杀手之一——天花做斗争的这个地球村庄里，首先得益
于中国的种人痘预防天花的启发，并在挤牛奶女工患过牛痘后，不会
再感染天花现象的启发下，18世纪，英国乡村医生詹纳发明了种牛
痘预防天花的办法。继而通过人类近百年的不懈努力与合作，终于在
1979年10月26日，联合国世界卫生组织在肯尼亚首都内罗毕郑重宣
布，我们人类已经正式消灭了天花病，并为此举行了隆重的庆祝仪式。
而作为"罪魁祸首"的天花病毒这种生物，只作为人类研究的标本，
迄今严格地保存在美国亚特兰大的疾控中心和俄罗斯新西伯利亚的国
家病毒学与生物支持研究中心，并受到世界卫生组织的严密监管。

这可以说是人类历史上成功共同抗击病毒所致烈性传染病的一个
典型范例，由此也大面积地开启了免疫接种预防和治疗传染病的先河。

但是，对于其他各种病毒性感染性疾病，虽然人们分别研究了许
多不同种类的"疫苗"，但由于不同国家、不同地区，其接种范围和
普种程度各异，许多传染病仍未能像"天花"一样被灭迹，有些地方
可能仍很严重（如"乙肝""丙肝"），即使有特异性的疫苗问世，但
由于病毒不断出现变异，其预防效果有时也会差强人意，比如2017
年夏季香港的甲型流感又一亚型的出现，即导致300多人死亡。

第四节　病毒的神出鬼没和诡异多变，常让我们处于被动挨打的状态

现代医学随着科技的迅猛发展，已经在近百年里有了极显著的进步。对传染病的预防，我们也已取得了消灭天花病的伟大成就。但是，我们不得不理性地承认，面对许多种病毒性疾病，我们有效的"杀手锏"（药物）并不多。有些病毒性疾病甚至一旦发病即难治愈，或是必死无疑，比如狂犬病毒所致的狂犬病。对付病毒这种"敌人"，想要真正降服它，人类可能还有很长的路要走，对此，我们可能要准备学会打"持久战"。

此外，还有最不能忽视的是，对于我们未曾认识的新病毒，在它未"登场"之前，我们无法知道它是谁，不知道它潜伏在哪个山涧洞穴的哪种动物身上，也不知哪一天它会通过何种方式作为传染源传播给人类，或以已知病毒的一种变异形式出现，再来侵害人类。对此，我们绝不可掉以轻心！

1918—1919 年流感，作为人类未知的一种病毒在全世界肆虐，至少造成 3000 多万人死亡。人类直到 1933 年才将甲型流感病毒分离成功，乙型流感病毒则到 1940 年才正式获得。人们在对其认识和熟悉的基础上，才分别研制出不同的疫苗来预防流感的大流行。尽管如此，流感病毒本身作为一种微生物，却一刻也未曾消停，它会不时出现抗原变异，特别是甲型流感，形成新的"姊妹"，即亚型。当这种"变型改装"成新的流感病毒亚型出现时，人们普遍对其缺乏免疫力，因而容易引起大流行，不断增加人们应对新流感的难度。人们无法精准地提前预测到即将流行的病毒属于何种亚型，而且根据历史现象来看，每隔若干年便会发现病毒作为抗原有从量变到质变的现象，继而形成

相应疫苗根本无效的新毒株，流行并侵袭人类，从而造成人们一时束手无策的局面。

实践还证明，近三十年来，几乎每年或每几年都出现一些"造访"人类的"陌生问津者"（见表1）。如在1985年，发现第一例艾滋病患者之后，艾滋病就以凶猛之势向全人类蔓延。根据联合国艾滋病联合计划署和世界卫生组织于1999年11月23日发表的一份报告，仅十多年时间，人类已有5000多万艾滋病病毒（HIV）感染者，其中已有1600万人发病去世。虽然通过全人类携手防治取得了一定效果，但从1999年以来至今，仍有近300多万人死于该病，新发近600万感染者。

表1：1994年来新发现的较典型的传染性病毒及其所致疾病一览表

年代	病原体	所致疾病
1994	Sabia 病毒	巴西出血热
1994	马麻疹病毒	间质性肺炎、无菌脑膜炎
1995	庚型肝炎病毒	庚型肝炎
1996	牛海绵状脑病毒	牛海绵状脑病等
1997	高致病型禽流感病毒	人感染高致病性禽流感
1998	尼帕病毒	脑炎等
1999	A 型流感病毒（H_9N_2）	流感
2003	新冠状病毒（SARS）	传染性非典型肺炎（非典）
2008	肠道病毒 71 型	手足口病
2009	甲型 H_1N_1 流感病毒	甲型 H_1N_1 流感
2010	新亚型布尼亚病毒	发热伴血小板减少综合征

另外，病毒还存在一种非常怪异的现象，也值得我们高度重视。

有些病毒在横行一时后，突然销声匿迹若干年，无影无踪。不知何故，过几年后，它又会神出鬼没地卷土重来，如非洲埃博拉病毒，在 1976 年沿埃博拉河 55 个村庄进行了疯狂虐杀，致使 55 个村庄的百姓生灵涂炭，许多家庭甚至无一幸免。时隔 3 年即 1979 年，它又一次肆虐苏丹，闹得苏丹一时尸横遍野。经过两次"血腥暴行"后，它再一次神秘地消失了 20 多年，直到 2002 年，又重新开始"造访"人类。在先后几次侵犯人类的过程中，其确诊病例中的致死率分别为 53.2% 和 80%，2003 年竟达 90%，令人毛骨悚然。

在一百多年有确切记载的历史中，病毒毒害人类"血淋淋"的事实告诉我们，它将可能是伴随在我们前进路旁的"阴险觊觎者"。对它的蠢蠢欲动，人类一时难以做到"先知先觉"，就如 2003 年"非典"的出现，人们开始浑然不知，且在它凶猛登场的瞬间，我们的"降妖"高招并不多。鉴此，唯一的办法，就是把我们的预防工作做好做实，做到"箭在弦上，一触即发"，丝毫不放松其警惕性。对已知的一些变形"猎食者"保持高度注意，对于未知的"造访者"更应保持万分警觉！否则，届时，我们没准还会输得很惨。这，绝不是危言耸听！

因为，事实证明，在许多陌生病毒"偷袭"人类之际，医学总是被动的。但被动时间不应太长，否则，时间越长，对人类的伤害将越大。病毒对人类的挑战，可谓是地球上最小的微生物与最高级的生灵间的一场搏击。可以相信，随着科学技术的迅猛发展，人们忍受其挑战的时间将不会遥无穷期。随着各种有效疫苗等生物制剂的不断出现，今后一些病毒将会像天花病毒一样被人类"关"起来而难有肆虐之地。据有关报道，如脊髓灰质炎（俗称"小儿麻痹症"）即将有望在近几年内被消灭。[①]它们兆示着，人类正迈步在可喜而有效的抗病毒探索之路上。

────────────────────

① 根据 WHO1988 年正式承诺，将在全球消灭脊髓灰质炎，当时还有 125 个国家
尚有脊髓灰质炎病例。到 2012 年，世界仅有 3 个国家，即阿富汗、巴基斯坦和
尼日利亚还有该病病例。2000 年，世界卫生组织西太平洋区域的媒体中心即宣
布，中国已无脊髓灰质炎病例，令人遗憾的是，世界上仅存的 3 个国家有 2 个与
中国接壤，以致 2011 年 7 月至 10 月，在我国新疆南部发生了新输入病例，政府
通过紧急处置，使其流行之势得到根本遏制，迄今未再发现新的病例。目前，世
界上，除了尼日利亚等几个国家还有少量病例外，其他国家都处于观察阶段。应
该说，离 WHO 提出的预期目标已不再遥远。

第六章

在纷繁的诊断和治疗活动中，人们常常会遇到尴尬

第一节　有效性和安全性在医疗活动中被我们奉为圭臬了吗？

患者生病后，向医生寻求的各种医疗救助活动，都是为了期待解除痛苦和不安，获得健康和希望。但大多数人或许不完全知道，这些医疗活动，稍有不慎，也会给人们带来危险和恐惧、不幸与伤害。没有效果的治疗，使一切努力都会徒劳无益，没有安全性保障的医疗处置，也或给患者反添新愁。鉴此，有效性和安全性也就自然而然地成为人们在诊断和治疗等医疗活动中的金科玉律。然而，在运用宏观视野对医疗活动进行理性审视或反躬自问时，人们或许不难发现，医学铁律在实际运用中遇到了几分隐忧和难堪。

按理说，有效性和安全性应该在医学诊断和治疗中体现最为明显，特别是在治疗中无论采用药物治疗，还是运用手术治疗都应将其列为最高工作准则加以重视。

令人遗憾的是，在我们现实的医疗活动中，由于许多因素的制约和干预，甚或其他利益因素的驱使等，让我们纯粹的医疗活动变得不怎么"纯粹"了，有些甚至可能会让医疗活动的接受者（患者）在有

效性或安全性上，或同时在有效性和安全性上，或多或少或明或暗地被动地付出了不应有的代价。

一、普通感冒加用抗生素治疗问题

急性上呼吸道感染（简称"上感"）几乎是人类最常见的感染病症之一，其中 70%~80% 由病毒引起，包括鼻病毒、冠状病毒、腺病毒、呼吸道合胞病毒、埃可病毒和柯萨奇病毒等。发病时，可有炎症因子参与发病，使其上呼吸道黏膜充血和分泌物增多，黏液性炎性渗出。其中临床表现又以"普通感冒"（俗称"伤风"）最为多见。除了喷嚏、鼻塞、流清鼻涕等鼻部症状外，还可表现为咳嗽、咽干疼，稍重者可伴恶寒、发热、头痛等，一般 5~7 天可痊愈。若伴有并发症者，可致病程延长。

临床上做血象检查，因多为病毒感染，白细胞计数多正常或偏低，或淋巴细胞比例升高，如做 X 线胸片检查，多未见异常。大多数人每年都可能会偶患 1~2 次，只需多休息、多喝开水，并不需做任何治疗，在几天之内即可自愈。

但是有些患者，刚遇不适，一出现感冒征兆就往医院跑，或不问青红皂白就自行去附近药店买所谓"抗病毒"的药物服用。尤其是小儿患感冒后易于发热（因小儿大脑皮质尚未发育完善，体温调节中枢尚不稳定），体温达到 38℃ 左右，家长就将其匆匆带去医院要求"打点滴""注射抗生素"等。如果医生通过查体和验血后，诊断为一般感冒，会建议不做过多治疗，回家去多保暖、多喝温开水，如温度继续增高时，可适当用点物理降温方法降温等。而此时一些患儿家长会对医生的处理很不满意，甚至与医生发生摩擦。所以，一些医院和医生为了避免与家属发生冲突，也许为了迎合其心理或不愿承担某种后果，对许多不宜打"点滴"者打了"点滴"，不需注射抗生素者也注射了抗生素，不得不为了让患者（家属）"满意"而做出了妥协和让步，造成了临床上的过度治疗和抗生素滥用（据报道，中国人均抗生素的使用量大大超过全世界的人均使用数）。这其中还有一些体质较弱的儿童，经常感冒，家长也就三天两头地带着他（她）往医院跑，甚至为了避免肺部有感染而被漏诊，经常要求医生给其做"胸透"或拍片"检查"，一有发热就强烈要求医生使用抗生素以预防感染，如此种种。这不仅造成了卫生经济学上的不必要浪费，更重要的是动辄使用抗生素做所谓预防性治疗，从而酿成抗生素滥用现象十分普遍。久而久之，或可产生耐药性，使这些患者到真正需要抗菌治疗时，其药用效果会因耐药性增加而减低，况且还不时地把患儿放到放射线下去暴露，也难免会增加物理射线损伤的风险。

二、药物的预防性治疗问题

根据疾病的发病规律，对一些疾病做突发急重症的预防，也是预防为主的一种积极手段。如阿司匹林是抗血小板药中应用最为广泛的药物，小剂量应用可作为慢性稳定性心绞痛、心肌梗死的一级和二级预防，脑梗死、脑卒中或短暂性脑缺血发作后脑梗死的二级预防，临床使用十分普遍。经统计研究结果发现，如果有2000人每日服用阿司匹林，坚持2年以上，可以防止一次首发心脑病突发事件。表面看来，很有诱惑力，可成功防止1例突发心肌梗死，从而减少1例死亡风险，但经仔细分析，却可能无多大实际意义。

近年来，国际上用于评价临床疗效的指标，是需要治疗的病例数（Number needed to treat，简称"NNT"）支持的，它能较客观地评价干预措施的临床疗效。NNT创建于20世纪80年代，它的原理告诉我们，必须有多少人接受治疗才能确保其中 1 人将会受益。假如 NNT 为 "1" 时则是最为理想的，因为它意味着只要 1 人接受治疗，就可有 1 人获益有效，也就是说，每一位接受治疗者都可得到疾病的改善。显然，由于个体差异等因素的存在，它只能是一个 "理想的乌托邦"。事实上，临床中 NNT 数值往往大大高于 "1"，而 NNT 值越高，意味着预防和治疗效果则越差。

现以服用阿司匹林来预防心肌梗死为例。美国心脏病协会，基于胆固醇和吸烟等可变风险因素，以及家族史、年龄等不可控因素，计算出概率超过 10% 的人应该每日服用阿司匹林。

但是，临床数据显示，每平均 2000 人每日服用阿司匹林，坚持 2 年以上，才能有效防止一起首发心肌梗死的突发。但它并不意味着剩下的 1999 人都会并发心肌梗死，而事实上只是另外还有平均 3.6 人无论是否服用阿司匹林都可能会首发心肌梗死。在此，需要特别注意的是，剩下还有 1995.4 人，无论是否服用阿司匹林都并不会突发心肌梗死，也就是说，那 "1" 位预防有效者，如果他坚持服用了阿司匹林，就会使整个不突发心肌梗死者变为 1996.4 人（这可能是临床用药主张者的着眼点）。但如果冷静地想一想，即使那位受惠者不坚持服药，而出现心肌梗死时，也就使不发作人数只减少了 1 人，为 1995.4 人。可见，对于这 2000 人中的其他 1999 人来说，是否服用阿司匹林，其结果则几乎没有差异。

也许坚持服用该药者，每一个都在期待成为其中有效的一例，都不希望成为因不服药而突发心肌梗死的倒霉的一例，如真没突发心肌梗死时，他们大多也会庆幸自己可能正是那幸运的一例。加之阿司匹林在安全性本身并没有多大问题，经济成本也不高昂，于是人们采取了妥协形式，坚持服用该药，以防自己不幸成为其中的极少数。可见，虽然安全性问题不大，但有效性方面真有百般理由支持我们做出选择吗？

三、恶性肿瘤的化学治疗问题

化学治疗、手术治疗和放射治疗，并称为临床上治疗恶性肿瘤的三大重要手段。而传统的抗恶性肿瘤药物，根据其作用机制主要可分为：

（1）干扰核酸代谢的产物，以期在肿瘤细胞增殖旺盛时，干扰核酸代谢而影响其 DNA 的合成，进而抑制或杀伤癌细胞；

（2）直接影响和破坏 DNA 功能的药物，以抑制肿瘤生长；

（3）抑制蛋白质合成的药物，使肿瘤蛋白质合成受阻而被抑制；

（4）影响转录过程的药物，阻止 DNA 依赖 RNA 多聚酶的作用，干扰转录过程，抑制 miRNA 的合成，使其基因表达受阻，复制过程得到遏制。

由于这些大多数的抗恶性肿瘤药物对癌细胞和正常细胞的选择性较低，往往是为了捣毁一个"马蜂窝"，难免会烧毁一棵"参天树"，虽然使快速演变的癌细胞得到一定的扼杀，但同时使人体的免疫系统、骨髓造血系统和消化系统等正常生理功能也受到严重的创伤，其药物治疗的安全性方面便受到了严重的挑战。况且，在遍体鳞伤的基础上获得的一些有限治疗效果，能够持续多久？做与不做化疗，其存活率的严格统计学差异到底有多大？加之用药耐药性等问题，都是值得存疑待考的。

令人高兴的是，面对残酷的现实，人们已开始着手研究对肿瘤发生过程中的关键调控信号分子为靶点的生物靶向药物，并在近二十年来取得了一定的研究成果。只杀癌细胞，不损害健康机体，当然是再好不过的了。

肿瘤的生物治疗，目前主要包括免疫治疗、基因治疗以及抗肿瘤血管生成三个方面。全球科学家正分别围绕"抗癌效应细胞激活、抗癌抗体的筛选、抑制肿瘤血管生成"等方面紧锣密鼓地进行着研究。可以说，它点燃了部分癌症患者的一线光明和希望。但我们知道，一种真正并完全经得起临床长时间检验有效且又安全可靠的新药，实非一朝一夕之事，当然，我们并不排除甚或是寄望于在某种恶性肿瘤的靶向药物治疗基础上先获得稳定病情的阶段性治疗效果（如格列卫治疗慢性粒细胞性白血病），并进一步从细胞和基因上找出其突变的症结所在，继而寻找出某种与相应癌症高度相关的长效激酶抑制剂，从而促使患者获得治愈的机会。但如何应对各种不同类型的恶性肿瘤，这将是一条漫长而艰巨的探索之路，我们必须保持足够的耐心和毅力。

四、肿瘤标志物的诊断局限性问题

自从 20 世纪 40 年代，第一个肿瘤标志物被发现至今，临床上迄今业已发现 200 余种，使它们成为肿瘤检验的重要组成部分。如 20 世纪 60 年代发现了甲胎蛋白（AFP）对于诊断肝癌起到了重要辅助作用；血清前列腺特异性抗原（PSA）的发现对于诊断前列腺癌也起到了重要参考作用。但是，我们必须保持冷静的是，基于生命科学的多样性和医学的不确定性，几乎任何数据和指标，都不应绝对化和固式化。

（1）AFP 诊断肝癌的综合性评判。应该说，AFP 是在临床上用得较为广泛且可信度比较高、比较有诊断价值的肝癌标志物。尽管如此，通过临床统计研究，也只有 80% 左右肝癌患者血清 AFP 升高，其中 50% 的患者可测到高浓度的 AFP。同时，人们还发现，除了肝癌患者之外，肝炎和肝硬化患者血清中 AFP 也可升高，只是 90% 左右的人小于 200μg/L。因此，我们在临床上，不能轻易得出 AFP 升高即为肝癌，而 AFP 不升高则排除肝癌的结论，否则，误诊和漏诊都会给患者带来不必要的痛苦。

（2）PSA 诊断的大样本认识。PSA，从 20 世纪 80 年代开始，全球曾普遍作为检测前列腺癌的肿瘤标志物，甚至在欧美盛行根据其检测浓度判断病情，如达到极限值，每毫升含 4 毫微克及以上时，就被认定为是前列腺癌的前兆，继而就要求患者做前列腺切片检查，让可疑患者经受组织取样的痛苦折磨。并进而认为，阻止前列腺进一步恶化的唯一方式是早早切除前列腺，让许多患者只能大比例地做单相选择。

但后来许多事实残酷地证明：用手术做预防切除的患者，由于该部位极为敏感，负责阴茎勃起的海绵体血管和神经丰富，医生技术稍差或稍不注意，即可造成严重后遗症。有些人手术后就再难勃起过正常性生活，有些人出现排尿障碍，有些人不得不天天戴上成人"尿不湿"等。虽然手术落下后遗症的统计结果不一，有些西欧国家认为是 20%~75%，有些经大数据处理后说是 10%，但无论怎样，手术疏失概率较高却是毫无疑义的。

况且经瑞典人研究，已接受前列腺根治术的患者死亡率，与患同种病后不做根治术的死亡率（该类患者后因其他疾病而死亡）不相上下。

更为关键的是，PSA 数值升高，与前列腺癌之间的相关性要打折。在小样本下，似乎正相关性很高，但经美国部分泌尿外科和病理学专家研究，随着日后样本量的增加和 PSA 诊断范围的持续扩大，发现在越来越多的年轻男性中（原一般认为该病只与老年人有关，只检测了老年人）也测出阳性结果。于是，他们建议该标志物与前列腺癌关联性逐步分开，甚至只作为前列腺肥大的指标。遗憾的是，之前许多测值较高的患者都为此做了根治术，而付出了沉重的代价〔国内泌尿外科和肿瘤专科可能仍在将 PSA 值或游离 PSA（F-PSA）与总 PSA（T-PSA）值的比值作为前列腺癌的重要诊断依据之一〕。

同时，一些研究还表明，在 PSA 值的检测案例中，有 15% 左右的假阳性，即把不是或没有肿瘤的患者，放在肿瘤可疑患者的行列，让他们进一步做不必要的痛苦的切片检查。之后，即使患者因排除"警报"而感到庆幸，但多受额外的取样切片之害却是无法弥补的。同时，反过来，被检测结果指出是假阴性者，让他们获得错误的安全感，后来发展成癌症的危险性概率，居然也竟高达 15%，可能让部分癌症患者因漏诊而错过一些预防和治疗良机。

可见，肿瘤标志物并不一定是确诊癌症的"金指标"，社会上被认为一滴血即可确诊患者患有何种癌的宣传当宜慎重。

经研究证明，真正最理想的肿瘤标志物，应该具备：

（1）敏感性高，早期检出率高。

（2）特异性好，能准确鉴别良、恶性肿瘤。

（3）器官特指性强，能对肿瘤进行器官定位，有利于判断肿瘤的真正来源和类型。

（4）病情预估及预后诊断性好。

（5）动态监测性能强，肿瘤标志物半衰期短，能及时反映肿瘤的动态变化、监制治疗效果等。

（6）检测方便和安全等特征。

当下，我们必须承认，即使运用生物芯片技术、质谱技术及组学技术，使诸如驱动基因药物靶标、预测因子、预后因子等相继被发现，但具备以上全部特性的理想标志物尚未发现一例，它可能还躲在哪儿，正在考验我们人类的进取心和意志力哩。

五、手术治疗糖尿病新疗法的利弊分析

手术治疗糖尿病，作为手术治疗肥胖症的意外副产品，于20世纪80年代，在美国首先被偶尔发现。经过循证医学的一些验证，2009年，美国率先将其列入了糖尿病治疗指南中。2010年，全世界各国（含中国）纷纷将其写入各自的糖尿病治疗指南。虽然目前各国有关手术治疗的BMI切点不同，见解各异，但医疗技术指南的列入，意味着它已成为该病的指导性治疗文件之一，因而临床上具有法律效应。

糖尿病原本是一种由多基因遗传和环境因素等复合病因引起的难以治愈的临床综合征，其发病机制仍未完全阐明。用手术治疗肥胖型Ⅱ型糖尿病，完全是一个手术减肥治疗的副产品，但它开始并没有引起人们的足够重视。在后来，人们注意到术后患者饭量还没减，体重也还没降，而糖尿病总是先好了。反过来，术后有些病人，胃被撑大了，肠管又扩张变粗了，体重也反弹了，但糖尿病并没有随之复发，于是敏感的科学家们，在充满欣喜又充满疑问中开始了深入研究。

人们业已知道，控制血糖平衡的阀门是胰岛素。如果某种原因导致胰岛素分泌减少，即出现糖尿病，医学上把它称为Ⅰ型糖尿病，它是一种自身免疫性疾病，常在儿童时期即发病，需要早早地使用胰岛素加以治疗。这类患者只占所有糖尿病患者的10%。

第二种情况，也即Ⅱ型糖尿病，约占90%，其胰岛素分泌并不少，甚至比正常人还多，但糖处理效果并不理想，医学上称为出现了"胰岛素抵抗"。通俗地说，是这个胰岛素变得不敏感了，处理同等的血糖需要成倍的胰岛素才能完成，就像别人拖住胰岛素的工作步伐，影响和妨碍了其工作效率一样。胰岛素抵抗的出现，甚至比其分泌减少更糟糕。

但在减肥手术中，阴差阳错地出现了奇迹。人们在运用几种方式减肥手术时，邂逅了糖尿病患者的希望之光。一是把胃切除大部分（胃次全切除术），或者把胃的贲门入口扎上，让人吃得慢、吃得少；二是把胃接到离肛门不远的地方，让胃排空食物不经十二指肠和小肠的前部分，让食物来不及吸收就被挤到肛门口排出去了。当然，也可把这两种手术结合起来做。随后，人们发现运用第二种方式，或者同时把二者结合起来做的患者的糖尿病很快得到了控制。开始人们认为这可能是进食少、吸收少造成的，但事实是体重还没出现降低时，糖尿病却先好了。尤其是，即使后来胃又重新被撑大，肠管也代偿性变粗了，体重也增加了，人又变肥胖了，可胰岛素抵抗却没有再出现。后来，经过许多人深入研究，发现胰岛素本身也还有个"刹车"在调控着。

人们进一步发现小肠有两种细胞，通过分泌一些激素来帮助胰岛素负责调节血糖的高低。其中一种是阻止血糖下降的激素，通过阻止血糖的作用来达到调节胰岛素抵抗；另一种是促进血糖下降的激素，即增加胰岛素的敏感性，来增加胰岛素的分泌而达到效果。这个刹车调节作用主要是离胃较近的肠管中的细胞负责，它增加胰岛素抵抗；而促进胰岛功能的细胞则分散在整个肠道。一般情况下，近胃端的肠子开始大量吸收营养，胰岛素必然会反馈性分泌增加来处理血糖，但其近胃端肠管，根据营养素的浓度含量，会给胰岛素敲警钟，让其工作不要过头。相反，当食物到了肠道低端时，肠道发现营养素尚未吸收完成时，则鼓励胰岛素继续作战，以便进一步将营养及时处理干净，并促进血糖水平达到平衡。

为了证实上述理论的可靠性和真实性，人们采用一批糖尿病模型老鼠进行了分组动物试验研究，并因此而设计出了糖尿病患者最经典手术方式供临床参考。

（1）先把胃切开，根据其肥胖程度，决定胃切除多少。

（2）把小肠断开，临床上胰岛素抵抗越重，断点离胃越远。

（3）把远端的肠管和胃连接在一起。

（4）把小肠的近端栽在远端的小肠上，因近端的肠管内有胰腺分泌的胰液和肝脏分泌的胆汁，它们可以帮助脂肪和肉类物质消化。

这种手术在外科上叫"胃旁路术"（也有人把它叫"胃转流术"等）。通过这个胃肠道结构改造，会起到以下作用：一是食物不经过十二指肠（胰腺），减少了食物对胰腺的过分刺激，降低了胰岛素的抵抗，在不增加胰岛素分泌的基础上，增加对糖的利用。二是缩短食物到达末段小肠和直肠的距离，使末端的回肠分泌降血糖的激素，参与糖的代谢，提高糖的使用能力，降低血糖，从而治愈糖尿病。

当然，一般认为选择手术治疗糖尿病时，必须需要外科医生严格掌握手术适应证（指针）。

临床上，由于手术有效率几乎可达到90%，并且治愈后可完全停止药物，免除终身服药及其伴随并发症之苦，给许多患者造成了所谓"一劳永逸"的错觉。尤其是不排除部分医院，出于开发新的医疗经济增长点的需求，从而出现医患双方需求欲望增加的情况。

在此，笔者认为，有一点必须引起医院管理者和临床工作者的高度注意。

如果仅从有效性角度来看，似乎不需要有太大的担心。美国公布的 16 988 例手术患者的有效率为 77%，国际糖尿病联盟也正式声明，承认代谢手术可作为治疗 Ⅱ 型糖尿病的方法选择。而最令人担忧的是其安全性。根据美国代谢和减肥手术协会中心的数据显示，手术的早期并发症发生率为 17%，其表现有：胃肠瘘、早期肠梗阻、深静脉血栓、术后感染、败血症、胃肠道出血等。其远期并发症（或后遗症）发生率约为 44%。其表现有导管断裂、束带移位或滑脱、胃部糜烂、食管扩张、吻合口溃疡、切口疝、内疝和营养缺乏（严重的营养不良）等，虽然其手术死亡率并不高，但早期与远期并发症的风险却严重存在。

有鉴于此，手术疗法治疗顽固性 II 型糖尿病，虽然让糖尿病患者意外地看到了一束曙光，但一系列可能出现的并发症等安全性风险，却不得不让我们慎之又慎。

第二节　医学并非完美，医学也是有缺陷的

临床上，人们追求的是有效性和安全性的最大化，而同时希望把有害性和不利性变得最小。但许多时候往往会事与愿违，不得不让医生和患者在二者关键点上去做痛苦的抉择。

一位哲人说过，医学属于科学的范畴，科学是给予人们开启天堂之门的钥匙，可是稍不小心，这把钥匙同样也可打开地狱之门。许多医疗技术和手段，常是一柄恼人的双刃剑，它既可以是帮助你战胜病魔的"神器"，若不慎重也或可成为你自我戕害的"妖杖"。

可见医学并非至真至善，医学也是有缺陷的。

然而，医学的最高境界理应是追求完美。虽然不排除人们在认识还受局限、技术未臻成熟时，大家还习惯于默认缺陷，但从生命伦理学的角度来看，人们难以长期容忍缺陷，也不会永远欣赏"残缺之美"。明知滥用抗生素对部分生命的权利是另一种侵害，有些人仍在随便使用；明知某种肿瘤标志物仅是一种辅助诊断指标，有其明显的

局限性，而临床上，一些人则无视其局限性，进行泛化检查，尤其在大样本量足以证实其不够确切可靠的情况下，有些人仍坚持在假阳性的前提下，引导患者进行手术确诊；或在可能存在假阴性情况下轻易放行。另外，明知手术的后遗症风险严重存在，却在治疗方式的选择上，对患者进行手术惯性诱导等。虽然不能否定在上述操作中，有少部分人最终获得了预期效果，而对其他人来说，则是做了不必要的"健康风险投资"。

在以实验为基础的自然科学发展史中，这或许是一种不得已的"牺牲"，但从生命伦理的角度来考虑，对于那些受到不应有伤害的患者来说，他们却是做出了本可避免的"无谓奉献"，因而在一定程度上损害了患者的权利和尊严。

临床上，医学工作者如能站在生命科学和生命伦理学等有机媾和的框架里，综合建立治疗出发点，或许能让患者生命的尊严更有保障和获得更多的期许。

第七章

面对庞大"亚健康"群体我们会望"亚"兴叹吗

第一节　一个人要贴上完全健康的标记，可不是一件容易的事

"亚健康"一说是 20 世纪 90 年代由中国人首创，且迅速被频繁和广泛使用，但迄今尚未被世界卫生组织（WHO）正式认可并推广的一个常用名称。"亚健康"的提出，并非基于杜撰。许多临床医生常常遇到一些前来就诊者，莫名地出现一些社会适应与恢复能力的减退，表现为周身疲乏无力、情绪低落沮丧、肌肉关节酸痛、消化功能减退；甚或偶尔睡后眼睑轻度水肿，或出现接近临界水平的血压、血脂、血黏度升高及免疫功能的紊乱等，但通过生化检查和影像学检查，均难找到相应的病理性改变或原发病灶。也就是说，临床医生往往一时无法根据循证医学原理确认前来就诊者是个"患者"。

那么，又为何将其定名为"亚健康"而不是"亚疾病"或别的什么呢？据近三十年国内学者对此进行的一系列流行病学调查资料来看，还是可以从中找出在学界取得一定共识之端倪的。

我理解，"亚健康"所指应该是基于"健康"和"疾病"二者相对而言的，而不是远离上述两个概念、无中生有地进行胡编乱造或另起

炉灶的。

世界卫生组织将人体"健康"定义为："身体上、精神上和社会适应上的完好状态，而不仅仅是没有疾病和虚弱。"在其表述中，至少蕴涵了三种颇有意义的"内核"：

（1）健康不仅是身体的完好，还应包括精神（心理和道德）上和社会适应上的完好状态，且后二者对于人类尤为重要。因精神和社会适应上长期不健康状态也会引起疾病。全面健康必须以生理健康为基础，心理健康为条件，以社会环境健康做保障。

（2）健康与疾病是相对而存在的，没有发现疾病并不等同于健康。

（3）健康是人类生存的基本权利之一。维护个体和群体的健康，是社会组织和每个社会成员必须遵循的共同义务，社会组织有责任优质公正地为社会成员提供维持健康的必要条件。反过来，社会成员也应增强健康意识，自觉地参与到保障社会大众健康（含自身健康）的行列中去。

可见 WHO 对"健康"概念的描述是广义的、科学的，并带一点理想化色彩的。但无论怎样，自 1978 年 9 月 12 日经《阿拉木图宣言》发表以来，全世界对于世界卫生组织提出的"健康"概念，是有很高的认可度和接受度的。

那么，什么叫"疾病"呢？按中国传统文化来讲，轻者为"疾"，重者为"病"。"疾"者急也，可引申为疾驰、疾速，形容来得快去得也快，有如匆匆过客。而"病"则"疒"字头下一个"丙"字，丙属火，在古代五行（脏）学说中，丙代表心，故丙火又叫"心火"，病从内生，心里感到不适有"火"，人即得"病"。说明"疾病"是由内外因所致的痛苦现象。

　　实际上，人类对"疾病"的认识经历了漫长的历史过程。中国医学很早就认为，人体在致病因素的作用下，阴阳失衡，导致阴阳偏盛或偏衰，就可产生疾病，即所谓"阴阳乖戾，疾病乃起"。古希腊医学大师——希波克拉底曾对"疾病"提出了体内血液、黏液、黑胆汁、黄胆汁四大元素失衡而致的所谓"液体病理学说"。

　　到了19世纪，德国病理学家魏尔啸创建了"细胞病理学说"，并较早指出"疾病"是致病因素损伤肌体特定细胞酿成的结果，从而使"疾病"的概念有了较严格的科学定位，并继而开创了现代疾病观之先河。

　　现代医学认为，"疾病"是指机体在外界和体内某些致病因素（含遗传因素）作用下，因自稳态调节紊乱而发生的生命活动异常的状态。此时机体组织的细胞产生相应病理变化，出现各种症状、体征及社会行为的异常。其病理变化是指患"疾病"时，机体发生的功能代谢和形态结构异常，如炎症或由机体损伤所致的休克等。

　　这里应包括"症状"和"体征"。"症状"是指病人主观上的异常感觉，如疼痛、全身不适、恶心、畏寒等；"体征"则是疾病的客观表现，如腹泻、呕吐、肝脾大、心脏杂音、白细胞增高等。而社会行为异常是指人际交往、劳动作业等作为社会成员的活动出现异常，如社会活动能力下降，孤独烦躁及生活行为怪异等。

　　根据WHO的调查资料表明，人群中真正健康者只占5%，而患有不同疾病者占20%左右，剩下70%左右则是处于非健康非疾病的"第三状态"，可见完全健康可不是一件容易的事。

第二节　能否让不符合"疾病"标准的"症状"，做到
"师出有名"？

前面讨论了"健康"和"疾病"二者各自的概念定义，那么临床上剩下的 70% 左右的"第三状态"究竟属于什么呢？

临床上我们不难发现，许多就诊者（不宜简单地称为"患者"），虽然自诉主观感觉类似于患病中的"症状"，但在就诊者自诉的类似"症状"的基础上，医生却无法从现代医学的角度，通过各种检查手段，找到他们身体上或精神上和社会适应上长期不健康的病理"体征"（诊断指标）。因此，临床工作者常常都不敢将其轻易诊断为某种能得到充分证实和认可的病名，因而他们也就不能轻率地将其划到"患者"的范畴。同时，从其反映的一系列不适状态，或者说功能衰减或衰弱状态来看，既然其各项检查指标都仍处在"正常"范畴，我们也没有足够理由草率地下结论说他们是属于"健康"的。如果强行妄断并冠以"健康"（无病）的帽子，最强烈反对的呼声，可能会来自于这类"非健康""非疾病"的特殊群体。

有鉴于此，国内学者，首先应是中医界的一些学者，率先于 20 世纪 90 年代初，将那些既不是"健康"也无法纳入"疾病"行列的部分"中间状态"者冠以"亚健康"的名称。然而，为什么又没有冠以"亚疾病"之名呢？我们想，这或许是因为首创者们担心在找不到确切的病理"体征"时，就贸然下"病"的诊断，而有"泛病论"之虞。另外也不排除首倡者们具有引导该群体积极向上、积极向好的倾向而使用了"亚健康"这个名称。总之，可能是由于社会上这个群体的客观存在，且因其身体不适而痛苦着，而医学界既不能熟视无睹，又不能不负责任地断定为"健康"或"疾病"状态，因而对处于这个"第

三状态"中间的部分人较少抵牾地在医患之间聚集了共识——接受了"亚健康"这个名称的使用。至于是否真如个别有不同见解的学者认为，新造一个"亚健康"的名称，是为迎合中医药界"治未病"的"战略需要"，或中药研发者为市场利益需求而寻找所谓"噱头"而大做文章的结果，对此说法，我们不敢苟同，至少面对临床上或社会上的部分患者的痛苦诉求，轻易否定或加以责备，可能都是不够负责任或有失公允的。

同时，大家似乎也不支持少数学者所主张的在 WHO 还没有形成统一共识的病名之前，就可以无视在广大人群中介于"健康"和"疾病"中间的"第三状态"的客观存在。我国是一个有近十四亿人口的大国，地域辽阔，民族众多，生活方式迥异，工作竞争激烈，带有东方人明显特质的多元生活方式正在不断呈现，从而表现出一些特别的社会状况，这也是世界不同文化、不同民族、不同发展时段的生活特征的现象，如"非健康""非疾病"人群较突出的出现是不足为怪的。同时，也不能因为世界上其他国家、其他民族没有与中国同步地描述这些现象，中国就不能率先有所认识。

健康是人类共同的美好追求。健康，首先也是自己国家、自己民族所追求的目标。在健康问题上，并没有超越"越是民族的，越是世界的"的至理框架。20 世纪 80 年代，美国医学界也确认出现了这么一个类似于中国所谓的"亚健康"群体，并由美国疾控中心于 1987 年正式命名为"慢性疲劳综合征"（简称 CFS），并偕同英国、澳大利亚等国专家一道，于 1994 年共同制订了诊断标准（目前该名称和标准应用较广，同时也尚未被 WHO 所正式确认）。说明任何国家对自己国民的健康是具有优先发言权的。并且从许多疾病的认识史来看，往往是从某种疾病的发生地首先被关注，进而得到不断深入研究，然后再慢慢获得更广泛认同，最后逐步被世界公认（包括现当代被 WHO 统一确认的许多疾病，大多如此）。既然当下各国对这样一个客观存在的群体和现状还在进一步探讨和研究着，我们目前就没有必要花太多的时间，在"病名"上做过多纠缠，而是应该在系统和规范研究上多做些文章，力争通过国人的深入而且具有高认知度的研究，无论在病名的准确表述，主要症状的恰当确认，发病机制的科学阐释，还是在诊断的规范把握、治疗的有效提出，预后的客观评判等研究上，在人类医学史上闯出一条共识性较高的路子来，这或许才是我们对人类的共同健康做出的一分独特贡献。

这一点，我国卫生主管部门和医界的大部分学者们，采取了海纳百川的胸怀，对客观存在的大比例"亚健康"人群，不因 WHO 未专门认可其名称，就对首倡者横加指责。也不因美国有个"CFS"，中国就生吞活剥地照搬"慢性疲劳综合征"，而是较理性支持了国内学者的首创，采纳和使用了在国内拥有较高认可度的"亚健康"名称，并在国家规划教材中，名正言顺地纳入到了其标准化的教学体系，这些不能不说是为我国广大医务工作者，凝神定气地开展该项研究奠定了工作基础。

既然我们在医学上遇到的"亚健康"是介于"健康"和"疾病"二者之间的"中间状态"，那么它就应该具有动态性和两重性，或回归到健康的轨道，或滑入到疾病的边缘。因此，面对亚健康人群，医务人员的责任就应该是积极促使其向健康方面转化，而不是任其滑向疾病的边缘。

据国内部分研究资料分析，在全国成年人群中，健康者约占 5%~10%（似乎略高于 WHO 调查的结果），有各种不同疾病者约占 20%~25%，包括亚健康人群在内的"第三状态"占 60%~70%。临床上一些生理功能衰减现象和所谓"慢性疲劳综合征"、经前期综合征、更年期综合征等均可纳入"亚健康"范畴。但是，在此，我们要把亚健康状态与疾病的暂无症状现象，即疾病亚临床状态（或称亚临床疾病）加以鉴别。否则，将会造成误诊而让部分患者错过最佳治疗期。一般说来，疾病的无症状现象，在本质上讲仍属于疾病，虽暂未见明显的疾病症状，但机体内已存在某些病理性改变及实验室、影像或病理检查证据。例如，临床上常见的无症状性或隐匿性缺血性心脏病即是如此，患者无任何异常感觉，但心电图等检查则可发现其异常证据。

从某种意义上来说，人体亚健康状态的存在，可能是人体某种生理功能减退，但生理指标仍处在临界水平边缘，却可通过调节或可逆转为健康的状态。当然，也或不能排除是某种疾病无症状现象的更早期形式，最终是否必然发展为严重的器质性改变，具有不确定性。如果久久不加以干预，则可能会滑向疾病的早期无症状阶段，最后表现为疾病状态。因此，作为医务工作者，不宜因一时查找不到可靠证据，暂时不能被称为"疾病"时就对就诊者完全撒手不管，而是要在谨慎地面对亚健康状态时，有效地判断出可能形成原因之所在，并针对性进行前期指导和干预，这才是帮助处于"亚健康"状态的人们减少不适和痛苦，促使其逐步恢复到"健康"的标准状态的积极态度。只有这样，才会彻底告别过去那种维护社会人群健康由预防医学和社会医学工作者负总责，治疗疾病由临床医学工作者唱主角，而介于健康和疾病二者中间的"亚健康"者则处于无人问津的社会被动状态。

第三节　面对"亚健康"这个庞大群体，医学应该有所作为

根据国人三十余年的研究，对于这种介于"健康"和"疾病"二者之间的"亚健康"状态，人们在逐渐形成共识，并有所作为。

第一，其"症状"主要表现为功能性改变，暂找不到病理性改变和器质性病变，如精神疲倦，适当休息后无法消失，但无任何检查指标异常。

第二，有某些体征变化，但现代医学却不能发现病理学指标，如咽病、淋巴结痛、不伴红肿的关节疼痛，却找不到任何炎性病变的直接或间接原因。

第三，睡眠不佳、食欲缺乏、心悸胸闷、易于感冒，出现一系列功能紊乱现象，却常常找不到人体内在神经、体液调节功能紊乱的不正常指标，或脏器系统的病理学特征。

第四，短期记忆力下降，注意力难以集中，人际交往兴趣变淡，社会适应能力自感下降等。

有些专家主张将其就诊者的不同自我异常感觉，划分为躯体亚健康、心理亚健康和社会交往亚健康三种类型。一些专家进而将其不同的表现归纳为：

（1）心理方面的"症状"，如心情有些郁闷不舒、焦虑不安、反应迟钝、犹豫不决等。

（2）躯体方面的"症状"，如面容表现为早衰憔悴，面色无华，过早出现面部皱纹或色素斑，皮肤粗糙，毛发易断，甚或枯槁失泽等。

（3）运动系统方面的"症状"，如全身疲惫、四肢乏力、周身不适、运动迟缓、全身肌肉疼痛等。

（4）消化系统方面的"症状"，主要表现为食欲减退，对各种美味

佳肴都缺乏食欲，伴有恶心感和无饥饿感，勉强进食后则出现消化不良等。

（5）神经系统方面的"症状"，表现为神情紧张，失眠多怒，多梦易惊，甚或嗜睡萎靡等。

（6）泌尿生殖系统方面的"症状"，如出现尿频尿急，性欲减退，女子月经不调等多种类型。

虽然系列检查指标都处于"正常值"边缘水平，但就诊者普遍自感不适或痛苦。

对于上述状况，如果不进行及时有效地干预，只认为是生理指标基本正常、病理指标并没有出现异常就听之任之，可能时间一长，或会对人体的生理功能、免疫系统、循环系统、神经系统、消化系统、生殖系统、感官系统和人的心理等方面造成不同程度的损害。对此，无论是医生还是就诊者，都切切不可大意！

一、"明明白白死"，不如"糊糊涂涂活"

诚然，这是一项涉及人数较广、自诉表现复杂、形成原因不明、诊断和干预等都还存在需要进一步探讨才能形成共识的大问题，临床治疗则更是"八仙过海，各显神通"。规范有效的纠正和干预措施并不多，于是也就更容易给社会上的不法之徒留下违规违法的空隙，从而给医药市场造成鱼目混珠的杂乱现象。

平心而论，我们在临床上遇到的"亚健康"人群，对于以穷尽原因、找出证据、确诊病名后，再选择有针对性的药物进行"有的放矢"的治疗的西医来说，确实是出了个大难题。而且在无法确诊之前的漫无目的的泛泛而治，其治疗效果也自然会是差强人意的。但是对以阴阳盛衰、气血虚弱、脏腑表里相关、气机升降失序等发病理论为主导的中医学或许遇到了一个大有用武之地的舞台。有人带有几分诙谐地说："西医是让人明明白白地死，而中医则可让人糊糊涂涂地活。"按现代语境进行领悟，该话还真的有点话粗理不粗。不过，既然当下面临许多亚健康状态的人群而束手无策，为什么不发挥中医的长处，先运用调节阴阳平衡、滋补气血虚弱、调养五脏六腑、助其升降有序，让部分就诊者先"糊糊涂涂"地活下去和"好"起来，不也是一种难得的选择吗？其实按中医理论来看，它也并不是糊糊涂涂的，而是有其独特的认识体系的，只是表达语言形态不同而已，就如古代汉语与现代英语，对同一内涵的词汇表述各异而其意蕴却完全相同一样。待现代医学的进一步发展，微观研究的不断深入，逐步对不同的亚健康状态有更深层次的诠释，外源改善机制逐步得以实现时，再让这些人更加"明明白白地活下去"不是更好吗？

医生的天职就是解除患者痛苦，维护人们健康，在痛苦的"患者"面前，有时"不管黑猫白猫，抓到老鼠就是好猫"的所谓"双猫论"，还真可能不失为一种具有现实意义的时段性选择。

二、我们要努力地去做到"明明白白地活"

当然，我们深知，完全解决"亚健康"状态，应是生命科学中涉及面很广的复杂性课题。对其形成的真正原因的缜密探究，多态"症状"的缘由说理，确诊指标的广泛认可，干预措施上的有的放矢，预后和转归上的规范判断等，都是不能简单一蹴而就的。但是，人们不会乐意承受长期陷入"亚健康"的痛苦状态中，当代医学也不会对这个疾病不是疾病、健康不属健康的混沌模糊状态的庞大群体而长期熟视无睹。这也可能是造物主刻意摆在人类健康课桌上的一份迫切需要解答的重大试卷，人们能否及时准确地交出完美的答案，或将是摆在我们医界同仁面前的一个重要考验！

理性的人们都会期待着"明明白白地活"。然而，事实上，这个亚健康群体中间的很大一部分人都在"不明不白地活着"。说他们健康，却常伴诸多不适，说他们是患者，却无法从医生那里得到明确的诊断。恰恰是这些不确定性，使他们中间部分人无法从他人的理解中获得应有的同情和尊重。他们试图通过多次往返于医院，求解个中原因，并进而得到周边人群的理解和支持。不可否认的是，其中少部分人在穷追不舍中被确诊并获得了有的放矢的治疗，而大部分人则是难免在较长的时段里，仍在偌大的疾病谱中茫然地寻找着答案。他们痛苦地追寻病名的过程，也是在不断地销蚀自身的自信心和自尊心的过程，其生命的尊严感也都在接受来自生物的心理的社会的，以及人性等方面的严峻挑战和考验。

第八章

许多心身病症我们还在视而不见

第一节　人们受惠生物医学模式不少

在人类漫长的文明发展史上，我们的先人们一直在与疾病进行不屈不挠的斗争。无论从古代巫医驱魔法的"神灵医学模式"，或是恩格多克勒、希波克拉底和中国黄老道学时期的朴素的自然哲学医学模式，还是中世纪长时期的机械论医学模式，及其演变到文艺复兴后，近现代医学的井喷式发展等变化，最终几乎都趋向于踏上征服人类疾病的共通之路，即以生物医学模式为导向的对抗性治疗。它立足于从物理（含外伤）、化学（含毒物）、生物（含细菌、病毒、寄生虫感染）等外源性因素出发，不断探索各种躯体性疾病发生的根本源头，进而采取修复创伤、中和毒素、抗击有害微生物或寄生虫，从而使我们人类自身健康水平得到显著提高的同时，也促进了临床医学的长足发展。

另外，我们同时还不难发现，在许多民族不同时期的医学和文化典籍中，无不片段式记载有精神障碍的病象、诊治方法，以及人们对这些现象的观点与看法。要知道，在欧洲中世纪漫长的科学和文化黑暗时期，精神障碍曾被视为荒诞莫测的古怪现象，而患者则多被看作是遇上了妖魔鬼怪缠身，从而受到严重虐待或非人折磨。

随着科学技术的发展和文明的进步，人们逐渐转变了对精神障碍的看法。特别是从 18 世纪法国大革命，皮内尔提出了解除病人枷锁和以人道主义对待精神疾病患者的主张后，从而引领精神病学进入了现代医学科学的门槛。伴随着精神病学的不断发展和进步，进而使一些具有感知觉障碍、思维障碍、注意障碍、记忆障碍、智能障碍、情感障碍、意志障碍、行为障碍等异常的精神活动外显者和精神疾病综合征，得到了精神医学机构及其专业工作者们的高度关注和重视。这不能不说是医学发展史上认识躯体疾病之外的又一个里程碑式的进步。

然而，我们在膜拜现代医学认知和处理许多生理和精神类疾病的卓越技能时，在医学实践中，也常常遇到另类的临床尴尬。尤其是面对一些不能单纯用躯体或精神疾病加以简单概括的所谓疑难病症时，人们常常处于束手无策、爱莫能助的窘境。

第二节　医学模式的变更将更有益于人类的全面健康

为了破解这种窘境和尴尬，人们逐步开始把临床视野宏观上拓展到了社会领域，微观上伸展到了心理范畴，并认为人不仅仅是生物属性的个体，也是具有社会属性、拥有丰富心理世界的高级生灵。因此，在审视人体疾病时，就必须在考虑其生物学因素的同时，还要考虑社会和心理学因素的影响，这样才会找到认识疾病和治疗疾病的新视野和新管道，从而更加准确地把控疾病发病的着眼点和治疗疾病的“金标准"，全面促进诊治水平的更大提高。

于是，在 20 世纪 80 年代，世界上的医学模式，正式踏上了从单纯的生物医学模式向"生物—心理—社会医学"模式过渡的新征途。

第三节 "心身疾病"与"心身医学"的序幕被徐徐拉开

心身医学作为一种科学体系原本确立于 20 世纪 30 年代。"心身医学"一词由德国医师亨罗斯于 1918 年首先提出，但当时呼应者不多。直到 1935 年美国心身医学的开拓者之一，邓巴（F. Dunber）加以采纳，出版了《情绪与身体变化》一书，将某些疾病归因于特异的人格因素，并于 1939 年领导出版《美国心身医学杂志》加以推广后，"心身医学"才逐步获得了一些国家的广泛认可。

随着医学模式的逐步变更，"心身疾病"与"心身医学"等不同认知领域被进一步揭示。"心身疾病"一般是指在发病、发展、转归和防治方面，以心理（社会）因素为主要原因所导致的躯体性疾病，简言之，由心理（社会）因素为主引起的躯体疾病被称为"心身疾病"。它是一种"生"于心理（社会），"长"在躯体上的一种特殊病症。而"心身医学"则应属于交叉学科的范畴，也是临床医学或应用心理学的一个分支，是从"心身相关原理"出发，考察人类健康和疾病，研究心身疾病的发生、发展、转归和防治规律的一门学科。

许多研究表明，心理因素本身可以构成疾病的危险因素，或者产生放大非心理危险因素的效应。1992 年，日本心身医学学会将"心身疾病"定义为："指心理社会因素在疾病的发生、发展、防治和预后的过程中起重要作用的躯体性疾病。"通过国际社会联合调查发现，心身疾病的患病率为 10%~60%。日本九州大学附属医院在临床上发现门诊心身疾病患者占 26.3%，可疑心身疾病患者占 8.8%，合计达到 35.1%。美国学者临床观察发现约有 50% 的就医患者的疾病与心理因素有关。国内有专门学者对大型综合性医院门诊病人的调查表明心身疾病约占 32.2%。

第四节　临床上对心身疾病的认识还存在"弱视区"

虽然心身疾病的发病率不低，但临床医生往往受生物医学模式的影响，特别是不同国家对医学（临床）心理学研究受到的重视和普及程度的区别，各国临床医生对心理障碍所致疾病及其处理水平参差不齐。1994 年，世界卫生组织动员全球 5 大洲的 14 个国家（含中国）、15 个中心做跨文化合作研究，对相关医院就诊的心身疾病（含心理障碍）进行了大规模调查，发现全球各类心理障碍的平均患病率为 24.2%，15 个中心的临床医师对其病症识别能力不高，其识别中位数仅为 51.2%，而我国上海市的有关医疗机构的识别水平最低，只有 15.9%。可见，在临床医学上，运行已久的生物医学模式的巨大惯性还在持久地起作用，而对心理和社会因素的致病性认识和处理，都还在低位上运行，或者，至少可以说许多临床医生在该类疾病的发病和诊断与治疗的环节上，可能仍然存在认识上的盲区。

所谓心理因素，一般是指个体心理上的冲突、紧张等，以及由此产生的不良习惯和人格特征等。心身医学认为，这些心理因素与人们所熟知的病毒、细菌、遗传等因素一样，也能引起躯体疾病。由于这些疾病具有生理上的障碍，因此，也称为心理生理疾病（如美国的疾病分类)。

但这些心理生理疾病与一般的生理疾病和人们常说的"神经症"不同。因为"神经症"只是具有比较模糊的躯体症状，往往找不到具体的器质性改变。同时，"心身疾病"也不等同于"身心疾病"。"身心疾病"是因人的机体发生了病理变化而引发个体心理和行为上的变化，如老年性痴呆、更年期综合征等，两者因果关系倒置。心身疾病的发生与发展过程正好与身心疾病相反。心身疾病是由于患者对于自己学习、工作和生活环境中的各类事件的价值观发生冲突或变化，包括恶性事件的刺激，引起的心理失常。心理状态的异常，逐渐地通过生物学改变，最终影响到身体的生理变化，出现了心身转换，从而引发躯体性疾病，如分离性障碍。

但现实中不宜否定的是，由于心身疾病分类标准不同，在临床上人们不易区分心身疾病与身心疾病，因而二者常被混为一谈。

以上现象主要由两个方面的原因造成。第一，由于身心疾病也会出现心理方面的症状，患身心疾病的人无法摆脱自身生理上的痛苦，久而久之，对自己的人格也会产生否定性的认识。反之亦然。心身疾病的患者，因自我意识问题和社会刺激而导致心理异常，继而波及躯体障碍，随之也会伴有与身心疾病相似的生理方面的痛苦。第二，当下临床工作者由于生物医学模式的持久性影响，在诊疗过程中有意或无意地忽视了心理社会因素在疾病中的作用，而缺乏系统治疗的理念，从而较为严重地影响到心身疾病的正确认识和处理过程，使之成了临床医学上的一个"弱视区"。

第五节　心身疾病的发病并非寥寥

心身疾病涉及心理生物学机制，根据其发生的不同部位，临床上多种分类。例如，美国心理生理障碍学会制定的心身疾病分类如下：

（1）皮肤系统。神经性皮炎、瘙痒症、斑秃、牛皮癣、慢性荨麻疹、慢性湿疹等。

（2）骨骼肌肉系统。类风湿性关节炎、慢性腰背痛、肌肉疼痛、痉挛性斜颈、书写痉挛等。

（3）呼吸系统。支气管哮喘、过度换气综合征、神经性咳嗽等。

（4）心血管系统。冠状动脉硬化性心脏病、阵发性心动过速、心律不齐、原发性高血压或低血压、偏头痛、雷诺病等。

（5）消化系统。胃溃疡、十二指肠球部溃疡、神经性呕吐、神经性厌食、溃疡性结肠炎、幽门痉挛、过敏性结肠炎等。

（6）泌尿生殖系统。经前期紧张症、月经紊乱、功能性子宫出血、性功能障碍、原发性痛经、功能性不孕等。

（7）内分泌系统。甲亢、Ⅱ型糖尿病、低血糖、艾迪生病等。

（8）神经系统。痉挛性疼痛、紧张性头痛、睡眠障碍、自主神经功能失调症等。

（9）耳鼻喉科。梅尼埃综合征、喉部异物感。

（10）眼科。原发性青光眼、眼睑痉挛、弱视等。

（11）口腔科。特发性舌痛症、口腔溃疡、咀嚼肌痉挛等。

（12）其他与心理因素有关的疾病，如癌症、肥胖症等。

日本心身医学学会则将其分为十四类，实质上就是在美国分类基础上增加了儿科（如站立性调节障碍、心因性拒食、夜惊症、口吃等）和手术前后的状态（如倾倒综合征、肠管粘连症、整形后神经症等）两类。

从发病学上来看，上述各类疾病，大多可在心理应激后起病，情绪影响下加重，而进行适当心理干预后，则有助于病情的好转与康复。

心理学研究，曾几十年是我国医学不敢轻易涉足的领域，改革开放后，对心理学研究有了新的认识，并有一定程度的进展。但迄今对心身疾病尚无统一的分类标准。后来有学者结合我国医疗现状，从心身疾病、心身症和心身障碍三个方面归纳了心身疾病的分类方案，较国外同类研究更加详细具体，尤其是把心理、社会因素引起的躯体功能性改变称为"心身症"，而把由此导致器质性改变的病变称为"心身病"，应该说在分类上一目了然。

第六节　发病的多因性导致心身疾病常处于被忽略状态

无论各个国家如何将心身疾病加以分类，其发病的多样性足以让我们临床医学工作者震撼！原来有如此多的疾病发病可能与心理社会因素有关，这让许多临床医生没有足够思想准备。

例如：

（一）奇怪的"瘙痒症"

具有瘙痒一类典型症状的疾病，常常让我们局限在皮肤科一科的范畴去寻找病因和治疗方法，其结果是不时会出现难遂人愿的治疗效果。

瘙痒只是皮肤或黏膜的一种引起搔抓欲望的不愉快感觉，可以说神经性皮炎、银屑病、荨麻疹、湿疹、多汗症、瘙痒症等几乎都具有程度不同的骚痒症状，且大多与神经、心理因素和免疫因素存在直接或间接的关系，患者反复搔抓只能造成"瘙痒—搔抓—瘙痒"的恶性循环，治疗效果有时并不十分理想。

单说全身性瘙痒症这种皮肤病，它就是一种仅有皮肤瘙痒而无原发性皮损的一种皮肤病（神经性皮炎、银屑病、湿疹、荨麻疹等几乎都伴有不同状态的皮肤变化），而瘙痒症往往表现为痒无定处，常有烧灼感、皮肤上或骨间有蚂蚁爬行感，常为阵发性，且夜间为重。

该病病因较为复杂，以往认为全身性瘙痒症的最常见原因是气候干燥。但南方气候潮湿之地，也可常见该病病例。实际上除了工作和居住环境、生活习惯（如过多使用碱性太强的肥皂或化妆品）外，可能较多的是与心理因素（如情绪紧张、焦虑、恐惧、激动和忧郁等）有关。这可能是瘙痒难受时，使用适量的镇静剂，即可获得一定疗效的缘故。如果临床医师面对此类病症，在几乎排除所有相关因素之外，仍找不到相应的发病原因和治疗方案时，不妨从心身相关原理出发，寻找适当的心理干预和帮助，或许可起到"柳暗花明又一村"的意外效果。

（二）难缠的"紧张性头痛"

"头痛"一症发病十分广泛。从部位讲，有全头痛或局部疼痛的区别；从疼痛性质来看，有胀痛或钝痛的区别；从伴随症状看，有疼痛时伴戴帽感或伴沉重感等的区别。其形成原因非常复杂，能否根治或痊愈，也因病而异。

现单就其中的"紧张性头痛"这一病症来说，它表现为双侧枕部或全头部紧缩性、压迫性头痛，这类患者约占全部头痛患者的40%，可以说是临床上最为常见的慢性头痛之一。其典型病例多在20岁左右发病，发病高峰为40~49岁，终身患病率达到46%，部分病例可表现为头痛外，发作时还伴有恶心呕吐等症状。

　　该病在排除头项部疾病和占位性病变之后，诊断并不困难，但其发病原因并不清楚，生理病理学发病机制尚不明确。迄今为止，医学界认为，"周围性疼痛机制"和"中枢性疼痛机制"可能与"紧张性头痛"发病有关。其中，周围性疼痛机制，可能在该病发病中起重要作用。由于颅周肌肉或肌筋膜结构收缩缺血，细胞内外钾离子转运异常、炎症介质释放增多等导致痛觉敏感度明显增加。而"中枢性疼痛机制"则可能是三叉神经核、丘脑和大脑皮质等功能（或结构）异常，触觉和热刺激等的痛觉阈值明显下降，易于产生疼痛现象。事实上，通过进一步研究，无论是颅周肌肉紧张，还是中枢性痛觉阈值降低，都或与应激、紧张、抑郁等心因性变化有关，至少在这些因素的暴露下，紧张性头痛病症会随之加重。

　　因此，在药物治疗紧张性头痛效果不佳时，根据心身医学原理，运用适当的心理治疗，或可缓解并遏制这个难缠疾病的不断发作。

　　（三）特殊的"分离（转移）性障碍"

　　我们再来看看"分离（转移）性障碍"这种常见病症。该病源于早期的歇斯底里，俗称"癔病""癔症"。在国际疾病分类标准（ICD）中，"癔症"的概念已经被废弃，取而代之的是"分离（转化）性障碍"。其发病的共同点是部分或全部丧失了过去的记忆或身份，或出现具有发泄特点的情感暴发。患者可以有遗忘、漫游、人格改变等表现。发病前，心理因素很明显，疾病发作常有利于患者摆脱困境，发泄压抑的情绪获取别人的注意和同情，或得到支持和补偿。反复发作者，常通过回忆和联想与既往心理创伤经历有关的事件或情境。

　　该病发病的最大特点，除了发病前明显的心理诱发因素之外，就是躯体的功能出现障碍，如瘫痪、麻痹、失音、失忆、失聪等，但细致检查中却不会发现任何生理性改变或器质性病变。该病女性发病居多，男性少见，且大多可在一段时间内自行缓解。

该病发病可能与遗传、社会文化因素有关，但最重要的是患者的心理因素。应激性事件的经历（幼年时期的创伤性经历，可能成为成年后发生分离障碍的始因）和剧烈反应，以及在人格方面具有暗示性、情感性、自我中心性、表演性、幻想性特征的个体，可能为该病的发病源头和重要的人格基础。

基于该病的发病原因和人格特征、心理暗示与环境支持等心理治疗，常可获得较为满意的治疗效果。尤其是对于分离性遗忘患者，更需帮助患者逐步领悟，促使其产生了解分离性症状的内在冲突之所在，使人格原本分离的各部分逐步弥合并稳定，这是"心病"还得"心药"治的关键举措。

第七节　心身医学的发展还有赖于多学科研究的进一步支撑

我们知道，心身医学的存在与发展，是基于心身相关原理得以支撑的。那么，心理、社会因素与躯体生理功能的心理生物学机制到底是如何形成的？这可能是许多人出于"知其然"还要"知其所以然"而希望获得回答的。但我们必须坦率地承认，迄今为止，人们对心身相关的神经生物学整体途径的认识，仍是很不充分的。

目前，大致是从三种途径上进行了探讨：

（1）心理社会因素—神经—全身器官及其功能。

（2）心理社会因素—神经—内分泌—全身器官及其功能。

（3）心理社会因素—神经—内分泌—免疫—全身器官及其功能等。

也就是说，目前的研究还只是局限在心理社会这个发病因素，通过从神经系统、内分泌系统和免疫系统三者的介导作用来认识相关病症的。

心理生物学研究证明，心理社会因素对躯体生理功能的影响可涉及到人体心血管系统、呼吸系统、消化系统、内分泌系统、运动系统及皮肤等各种生理功能，但神经系统处于关键的中介位置，以自主神经系统的作用则更为明显。

自主神经系统包括交感神经系统和副交感神经系统。机体内几乎所有器官都受二者支配，而二者之间的各自主支配和相互调节，使各种器官的正常生理功能达到平衡。正常情况下，各种心理刺激传入中枢神经，经过加工和整理，以边缘系统（含下丘脑）为核心，通过交感—肾上腺髓质轴的激活，释放儿茶酚胺，既可导致中枢神经系统兴奋性增高，也可出现一系列内脏的生理变化，如心率增快、心肌收缩力增加、心排血量增多、血压升高、瞳孔扩大、汗腺分泌等。这些内脏反应的原始生物学意义，实质是机体"应付突变"时的适应性生理反应，是机体为包括心理在内的各种应激源所提供的能量储备；同时，也可能恰恰是心理病理学的反应路径。

除了自主神经系统的积极加入外，中枢神经的调节物质——神经递质的参与也不可或缺，其中尤以单胺类的儿茶酚胺（如多巴胺、去甲肾上腺素）、5-羟色胺、乙酰胆碱最为相关。

除了神经系统以外，内分泌系统也与心理活动密切相关。临床上许多心理疾病都可能出现内分泌异常，反之，不少内分泌疾病也常伴有精神、心理障碍（如甲状腺功能亢进）。心理神经内分泌学的大量研究证明，内分泌系统可能是心身相关的重要中间渠道。

另外，在心理神经免疫学的研究中，人们证明了心理应激可以直接或间接影响到免疫系统。例如，"战壕口炎"往往发生在紧张的战斗期间。起初原以为是打仗时，摄入蔬菜不够，因维生素缺乏所致。后来，人们发现非战争时期，该病发病率仍然很高。经临床心理学的医生们较系统的研究显示，参战人员处于高度戒备和紧张状态，承受巨大的心理压力，口腔免疫防御功能降低，导致口腔细菌易于繁殖而出现炎症，随着"猫"在战壕时间的延长，免疫功能相应降低，导致病情延长，影响康复，而呈反复发作状。

　　然而我们深知，迄今为止的研究，应该说还是较为零碎的，有些甚至是肤浅的。特别是在临床病症处理的现实说服力方面，还不足以掩饰其理论研究的局限性和片面性。虽然，人类在近几十年来，在生物学躯干类和精神类疾病之外，还发现了心理社会因素影响生物学变化的心身疾病这个更有利于全面认识疾病的新天地。但从科学意义高度的引领性、临床指导价值的可靠性、社会关注程度的趋向性以及生命尊严的需求性等方面，都还有很长的路要走，还有许多未知的领域需要人们去不断发掘和探索。其中的挑战可能不会局限在心身医学的本身，更多的还需要其他学科进一步发展后催生其强力支撑，还需要医务工作者摒弃和改变固有的思维模式与社会大众的惯性认知。

　　可见，深邃的医学探索之路将永无止境。

第九章

医学能拯救"毒品成瘾者"吗

第一节　毒品是带有快乐色彩的人类"杀手"

　　毒品业成为严重威胁人类健康、社会安定、文明建设、经济发展和未来前途的全球性公害。据联合国毒品与犯罪问题办公室（UNODC）报告，2009 年，全球滥用各类违禁药物人数超过 2 亿，占当时世界 15~64 岁总人口的 5.78%。2012 年，全球 15~64 岁总人口中有 2.43 亿人在一年内至少使用毒品一次以上。当前，世界范围内主要流行的毒品为大麻与海洛因等阿片类、冰毒等苯丙胺类兴奋剂和可卡因等。截至 2014 年底，全球毒品吸食者已超过 3 亿，占全世界总人口的 4.64%，其中大麻吸食者为 1.78 亿，苯丙胺类兴奋剂滥用者为 3440 万，致幻剂滥用者达 2550 万，阿片类依赖者超过 1600 万。并且从东南亚的"金三角"和南美洲的"银三角"，以及阿富汗高地的"金新月"等几个主要毒品种植地每年生产和销售的情况来看，毒品泛滥现象大有愈演愈烈之势，这对全球经济一体化的经济建设和社会发展都构成了巨大威胁。

　　全球毒品交易额于 2005 年即已突破了 10 000 亿美元大关，占当时世界贸易总额的 10%，仅次于军火贸易，位居世界单项贸易第二位。世界范围内毒品非法贸易犯罪与日趋加剧的暴力恐怖活动，都在不断破坏和干扰世界经济贸易秩序，加之地区冲突加剧，大量贩毒资金越来越多地被用于跨国极端组织的暴力冲突，继而对全球经济和社会稳定造成了极大危害。

更为重要的是，由于全球毒品泛滥，吸毒人数的急剧增加，对人类的健康构成了极大的伤害。据 UNODC 报告显示，全球每年因吸毒致死的人数已达数百万，在许多国家业已成为仅次于恶性肿瘤或心脑血管疾病的死亡原因。1987 年，时任联合国秘书长德奎利亚尔曾在包括中国在内的 130 多个国家代表出席的联合国麻醉品滥用大会上发出警告："滥用毒品同以往若干世纪里瘟疫在世界恶性泛滥一样，对现在和未来若干代人都是同样可怕的危害。如果不制止这种危害，其后果将比瘟疫的祸害更加严重和可怕。"事实证明，上述警告并非危言耸听。

我国在 1949 年后经过近 40 年"无毒国度"的盛誉之后，从 90 年代初期开始，再次面临"毒害"威胁。随着改革开放的国门打开，境外贩毒组织和国际犯罪集团开始以我国为重要目地，多方登陆，大肆渗透，千方百计开辟毒品贩运新通道，竭力开发中国大陆毒品消费市场，使吸毒现象在我国迅速蔓延，向规模化扩展、渗透、泛滥。

根据国家禁毒委员会办公室（NNCC）报告，我国 1990 年登记在册的吸毒人员为 7 万人，到 2005 年即达 115 万人，增加达 15 倍之多。截至 2015 年 2 月，我国登记在册吸毒人数已超过 270 万，且从公安机关对一些地区吸毒现状调查显示，已登记在册者仅为"显性吸毒人员"，而未登记的"隐性吸毒人员"可能是"显性"的几十倍。据公安部在 2015 年 6 月 26 日国际禁毒日的报告，我国目前实际吸毒人数约为 1400~1500 万人左右，并呈不断增长趋势。

以吸毒为主要特征的药物滥用行为，严重损害人体身心健康，对相关家庭和整个社会造成极大危害。据我国有关部门统计，在很长一段时间内，近50%的艾滋病病毒感染者和艾滋病病人因吸毒所致，全国违法犯罪活动中有60%涉及毒品问题。据美国国立药物滥用研究所报告，在美国一个吸毒者的负面成本大约为每年43 200美元，全国因毒品泛滥导致的生产力损失占当年GDP（国内生产总值）的0.9%[①]。据WHO估计，吸毒者导致的相关疾病治疗费用，全球每年至少消耗2000亿~2500亿美元，占全球疾病总负担的8.9%，位居所有临床单病种负担之首位，令人触目惊心！有人把它描绘为除战争之外，对人类社会构成的最大威胁。

面对"毒品成瘾者"这一特殊群体，人们普遍感到心情复杂，难免揣有几分痛恨又不失几分怜悯，且痛恨多于怜悯。无论他们是出于追求一时快乐的主观故意，还是出于好奇，进入到这个群体之后，大多会给社会和家庭造成极大的负面影响。许多人吸了戒，戒了又吸，不断反复，尤其是以贩养吸，形成恶性循环，给家人、社会、自己带来痛苦与灾难，人们对此加以谴责乃至鞭笞，应是无可厚非的，公安部门加以严厉打击和制裁，都是完全应该而且十分必要的。

第二节 "毒品成瘾者"是群迷失自我的"特殊患者"

但是，作为这个社会大家庭中的一员，特别是对于以救死扶伤为使命的医务工作者来说，可能需要用大视野、多角度来全面认识"毒品成瘾"这一特殊现象，方为理性和恰当。

我们可以通过现实经历或是通过电影电视等媒体了解到，那些毒品成瘾者，在一时缺乏毒品供给而毒瘾发作时是十分痛苦的。毒品对于成瘾者个体来说，造成的身体和精神损害几乎是毁灭性的，如体质摧残、健康恶化，因免疫力降低后疾病侵袭，劳动能力逐渐丧失、人际关系断裂、社会功能障碍，其中大多数人思想苦闷、意志消沉、人格变异、性格扭曲、行事孤僻，并逐渐远离社会，成为另类群体。许多人还处于艾滋病和性传播疾病的高危状态。且毒品成瘾者，其毒理损害几乎涉及其机体所有组织器官和功能系统。

据统计，吸毒者死亡率高于正常同龄人 20~28 倍。另据相关报道，从开始吸毒至死亡，平均时间为 57 个月（不到 5 年）。英国一项调查显示，吸毒者平均寿命（死亡年龄）不到 30 岁。从我国边境地区调查，吸食"4 号海洛因"者，从开始吸毒至死亡大约为 5 年，以静脉注射过量导致死亡者占 67.4%；整个阿片类吸毒者从开始吸毒至死亡的时间约为 9 年。可见他们虽是一个无法得到谅解和支持的群体，但确确实实又是一个深受其害，并需要社会高度关注乃至同情的特殊群体。

既然"毒品成瘾者"从病理生理角度来看，已是一个患者，是一个误入歧途、"病"得很重的特殊患者，作为从事医学的职业工作者们，可能难以心安理得地作为旁观者。

第三节　毒品大多是某些药品的"后代"

大多数毒品，原来只是一种对人体中枢神经系统具有强烈镇静、催眠、镇痛作用或使中枢神经兴奋的药物，它们大多具有药物的强效性。如海洛因、可卡因、大麻类都是很早以前常用的麻醉药品。吗啡，由于镇痛效果是一般普通镇痛药的 5 倍以上，自从 1883 年开始广泛用于临床镇痛后，便相继有不少衍生品登场，其镇痛效果更优于同类其他药物几十倍甚至上百倍。可卡因亦有麻醉和兴奋两种特性，在600多年前，南美的印第安人就用含有可卡因的古柯叶嚼食来减轻疲劳和饥饿感，并提神醒脑，使自己精力亢奋，劳动力增强。由于可卡因的局部麻醉作用较强，它迄今仍是五官科和眼科手术常用的麻醉制剂之一。

但是，上述药物大多具有一个严重的负面特性，即成瘾性，在用于临床后，特别是连续使用一个阶段后，即产生严重的依赖性和耐受性。正因为该类药物的易成瘾性，造成人体严重依赖并终身难以自拔，其易形成的耐受性又导致了人们对其剂量的不断加大的追求和期待，让许多成瘾者最终失去理性地过量使用毒品，出现急性中毒、多脏器功能衰竭而死亡。

由于海洛因是具有严重毒副作用和成瘾性的药物，它与大麻和可卡因一道被认为是在国际范围内滥用最广的三大毒品，并在世界范围内被严格管制。

毒品成瘾者因吸毒致死致残，可能有人认为是咎由自取，似不足惜，但从医者的角度看，他们毕竟是因药物（毒品）依赖和滥用导致的。从医学属性来看，这些成瘾者是一种具有高复发性、以精神障碍为主要特征的慢性脑疾病，或伴有多种共患疾病的特殊患者。从生物学和心理学角度来看，从人道主义的挽救立场出发，医药卫生部门的健康帮助和支撑作用不可或缺，他们既然是患者，医务工作者就应有一种不可推卸的责任担当。

吸毒者的首次吸食原因往往是形形色色的，有些可能是因为同伴影响或教唆，有的可能出于好奇或追求时尚，有的出于追求刺激和欣快，有的空虚无聊只为消遣，有的可能为缓解烦恼和抑郁情绪，有的甚至是被诱骗逼迫所致等，不一而足。但大多数人只要有一次吸食体验后，基本会为寻求某种强烈快感而继续第 2 次、第 3 次（海洛因吸食者许多只要一次即可成瘾），最后迅速步入毒品成瘾者的行列而万劫难复。不少人后来也自愿戒毒，或通过司法部门强制戒毒治疗，也出现过短期停服的阶段。但经统计，停止治疗者 3 年内复吸率高达 70%~80%，甚至有人报道，不再复吸海洛因等阿片类的比例不会超过 10%，也就是说 90% 以上者还会在特定环境和诱惑下选择复吸。社会上广为流行语是"一朝吸毒、十年戒毒、终生想毒"，说明该现象的出现，应该是有内在的复杂的病理机制的。可见，要想终身不受毒品之害，则应成为对毒品的天生厌恶者，永不接受处女般的第一次尝试。否则，将会"一失足成千古恨"。

第四节　中枢奖赏机制或许搭建了药品变成毒品的桥梁

"毒品成瘾"的主要特征，是难以抑制的强烈渴求和不顾一切的强制性"觅药行为"，属于现代医学公认的一种慢性、进行性、复发性和复杂性脑病。而毒品原本是从药物而来，那么该类药物又是通过一种什么机制，继而形成毒品效应来戕害人的机体的呢？

药物的强效性，往往能导致依赖性药物的显著生物学特性，其实质是所具有的"正性强化作用"或"正性效价"作用。这种正性强化作用，不但可以产生与用药靶标一致的高价效应，而且还可通过大脑奖赏机制触发用药者在精神上产生特殊的心理愉悦和精神体验，让用药个体在解除某种痛苦或郁闷时，又能深层次体验某种特殊的精神欢悦与心理放松，从而获得某种满足感。

人是一种高级生物，在生物进化过程中，行使与食性本能密切相关的哺乳、饮水、食物和性等基本行为，使行为者得到快感或特殊欣悦体验而强化本能的趋向执行，从而确保生物种族的自然存在和延续发展。包括人在内的几乎所有物种的生存与延续都有获得这种自然的趋向本能。如果未能完成上述行为则可能出现"渴求"，从而激活个体趋向这些目标。而与此类快乐有关的感受和事件都称为"奖赏"。

药物（毒品）依赖概念的中枢"奖赏"，即是使用这些依赖性物质后，出现极度放松、精神愉悦、乐观兴奋、心境满足等一系列正性情绪。当个体用药者，首次获得了类似于饮食、哺乳、交配等原始般的欣快感和满足感后，其个体用药行为很快会得到强化，或者说正性强化作用作为激活个体用药（吸毒）的催化剂，进而会导致人体对药物（毒品）的严重依赖。人们通过实验证明，这种强烈的奖赏效应，甚至比食物或水或性更富有诱惑力。因此，多数学者认为，这种奖赏机制可能是药物（毒品）依赖性形成和毒品复吸行为不断发生的最重要原因，从而构建了药品变为毒品的机制性桥梁。

世界卫生组织的专家，将毒品依赖性分为身（躯）体依赖性和心理精神依赖性两个类型。

身（躯）体依赖性是指由于连续性反复或周期性重复滥用药物（毒品），致使中枢神经系统和躯体组织系统处于一种特殊适应状态。这种在药物（毒品）作用下，实现的特殊病理性状，一旦中断给药或减量用药，便会使原有的短暂的病理稳态失衡，引起一系列躯体反应和精神病理效应，此时，我们把它称为"躯（身）体依赖性"，而由此引起的以中枢性疼痛和精神障碍为主显现的临床反应，称"戒断综合征"。戒断综合征是生理依赖性的重要标志和临床外显，也往往是药物滥用者不敢戒断，且反复难以终止吸毒的根本原因之一。

精神依赖性是指药物（毒品）作用于人体中枢神经系统所产生的

一种特殊精神效应和心理状态，故又称"心理依赖性"。其依赖者表现为对某种药物（毒品）非常强烈的"渴求"状态和不顾一切的强迫性"觅药"行为。当服食该类药物（毒品）后便作用于人体中枢神经系统，可产生一系列特殊的精神欣快和心理愉悦效应，并极其深刻地留在记忆之中，使其吸毒个体处于一种强烈的"渴求"状态，并将追求这种特殊的欣快、激奋、刺激和满足，作为生活中最重要的目标，最终沦为依赖毒品的牺牲品。

凡能导致身体依赖特性的成瘾药物，研究者们习惯将其称为"硬性毒品"或"烈性毒品"，如海洛因之类；而大麻、可卡因及苯丙胺（冰毒）等多数品种，因引起戒断症状不是十分典型，其躯体依赖性不明显，这种毒品称为"软性毒品"。

除了药物（毒品）的成瘾性外，还有其药物的耐受性也是具有较大危害的。药物（毒品）耐受性是指机体对药（毒）物作用产生的一种适应性反应和代偿状态，在反复使用中，其使用剂量必须不断递增，以求维持基本药效水平。否则，成瘾者便无法体验到原药的药后感受。正由于其耐受性，造成了药物（毒品）依赖性而不断增加用药（毒）剂量，从而加重毒品用量对机体的损害。同时，对一种毒品产生耐受性后，还可能对其他毒品产生"交叉耐受性"，这既可让不谙其理的吸毒者同时服用多种毒品，不能掌握好剂量而导致过量使用，出现急性中毒，也为临床脱毒时，医生们为其制订治疗方案时增加了预判难度。

面对毒品这个人类公敌，从 1909 年世界上第一次关于阿片类问题的国际会议在中国上海举行（当时被称为"上海万国禁烟（毒）会议"）肇始，到 1987 年联合国在维也纳召开的历史上最大规模（达 3000 多人）的反毒品国际会议，直至今天，全球联手、国际管制，从严打击生产（控制栽培和制造）与贩运（减少供给），到严禁吸食（降低需求）

和强制禁戒（减轻毒品危害）等方面做了大量工作。但实事求是地说，其干预效果并不理想，且几乎每天都有因此而不幸死亡者和前仆后继地误入歧途者，这让理性的有责任感的人们深感痛惜。

许多善良的人们，希望从消费的末端（毒品成瘾者）上打开一个缺口，也就是说，在生产—运输—消费的毒品链条上，如果没有消费者，没有需求者，任何毒品都是没有市场的，都会因无人问津而自然消失。基于此，近些年来，全世界一些药品成瘾研究工作者和戒毒工作者们开始在做一些有益的尝试和探索。

第五节　在毒品产销吸链条中，医学的阻断作用还是十分有限的

迄今为止，人们逐渐形成共识的是，毒品成瘾是一种以精神障碍为主要表现的慢性、高复发性脑病。它的形成是一种依赖外源性物质维持的大脑功能和结构不断发生病理变化的慢性复杂性过程。同时，我们也知道，多巴胺是一种与欣快和兴奋情绪密切相关的"愉快性神经递质"[②]。人在欢欣和高兴时，有关奖赏通路上的神经元就会发生作用及兴奋性冲动，并释放出等量多巴胺物质。在一般情况下，通过神经冲动释放出的多巴胺在发挥正常作用后，被等比例（即不减量）地重新吸收，以备下次冲动使用。一系列研究证实，阿片类、可卡因类、巴比妥类等物质，可部分阻断多巴胺重新摄取的通路，使下次冲动时，神经元内的多巴胺就会相对累积增多。之后，过多的多巴胺会连续刺激下一个神经总受体，相继产生一系列强烈而短暂的刺激峰值，促使大脑奖赏系统发出欣悦冲动，引起药物（毒品）成瘾者产生精神欣快

感和心理陶醉的满足体验。这些正性强化作用，通过大脑学习机制所产生的特殊精神和心理愉悦体验，可在脑内留下深层次记忆和回路效应。并且，这种记忆机制不会因药物中断后出现痛苦的"戒断反应""负性强化"作用而减损或消失。

这种机制是使毒品死皮赖脸地像纠缠"恋人"一样地纠缠毒品成瘾者的核心症结之所在，而面对这种恼人的药物依赖成瘾性和耐受性机制，目前，医学界几乎还一筹莫展，相应有效的负效拮抗剂也还只是在黑暗中摸索。加之其真正的形成机制，或许除了中枢多巴胺系统形成的神经生物学机制之外，还有内源性阿片肽系统，中枢 5-羟色胺系统、中枢肾上腺素系统、中枢乙酰胆碱系统，以及中枢组织胺能神经系统等，都可能是参与其依赖性形成的神经生物学机制。尤其是长期大剂量滥用毒品，神经元可发生适应性结构改变，中枢神经元因之可发生细胞大量凋亡，且凋亡的范围和程度随着吸毒的时间、方式、浓度、品质和剂量，特别是复吸造成的重叠损伤而呈进行性发展趋向。

另外，通过流行病学研究，药物依赖性形成机制也可能还与生物遗传学和心理学有关，尤其是毒品成瘾者随着吸食时间和剂量的变化，机体的多器官多系统损伤和共病机制，会大大地增加对吸毒者临床脱毒治疗的复杂性。而且，当对其临床脱毒时，如何帮助其解除身心痛苦，促进其健康和社会复归过程，也都存在心理学和社会学上的许多复杂因素。正由于上述一系列诸方面的复杂性，或使从事医学的医务工作者们，暂时还难以成为大量吸毒者们的卓有成效的帮助者和拯救者。

第六节 难解的方程式，可否换种思路去破题

医学暂时的苦无良策，绝不应成为阻挡人类遏制毒品研究步伐的理由。从社会学和伦理学，或者从人性的角度来考虑，恰恰是逐步破解医学在戒毒作用中的低能，才真正可能是实现人类禁毒总目标的最有效之策或根本大计。

这可能颠覆了人类共同禁毒目标的过往认识。原来，人们只是认为，毒品从栽培、制造，到贩运和吸食链条上，巨大利益是最大的驱动剂，对高额利润的追求，促使许多逐利者不顾法律和道德的严苛约束而"前赴后继"，于是以为，全球只要大力铲除毒源，严禁贩运，就会基本达到禁毒的目的。而相应在如何从根本上消除毒品消费的土壤方面却发力不够，特别是在戒毒手段和效果方面都还很不理想，使毒品的卖方和买方市场的双相需求都很强劲，以致全世界的毒品泛滥现象大有愈演愈烈之势。

现在，我们可否像求证难解的方程式一样，换一种思路来考虑？试想，如果没有了消费市场，逐利方无利可图，其生产和销售市场还会繁荣吗？可以说，只要有旺盛的市场需求，即使你有再严酷的法律手段，但"重'利'之下，必有勇夫"，许多逐利者仍然会不择手段，铤而走险。多年来，许多国家和政府为制止毒品泛滥，无论从人力还是物力上，不可谓下功夫不多，但结果却是收效甚微，或者说更多是陷入了越禁越多的恶性怪圈。似乎可以肯定，只要有庞大的市场需求为动因，无论司法手段多么严厉，他们总会变着法子去逐利。

对此，我们设想，如果全人类把视野从物移到人，在继续严阻生产和销售环节的基础上，把重点转移到毒品消费者身上来，把禁毒重心放到毒品吸食者的科学戒断上来，全世界共同联手，攥紧科研拳头，

齐心协力攻关，着力寻找真正有效的戒毒手段和药物，助力许多不小心或出于好奇误食毒品成瘾而不能自拔者，走出痛苦的泥潭，同时也给许多深度吸食者在清醒期间提供一种解脱重生的选择，这样，无疑将会大大地缩小其消费市场。

从生命的角度来讲，毒品成瘾者群体，不可否定的也是毒品的受害者。他们是一个人格被极度扭曲的患者群体，其中不排除有大比例的挣脱欲求者，只可惜他们仅靠自身的单薄之力，无法抵御成瘾毒品的诱惑，或者是出于对"戒断综合征"的恐惧，而不得不"破罐破摔"。如果社会能提供有较科学的治疗手段和持久有效的可靠药物，没准让许多毒品吸食者有可能"出苦海，见青天"。当然，这个目标不会唾手可得，只能久久为功。

在现实生活中，难免有些人会对他们投以鄙夷的目光。但他们也毕竟是生命之躯，是无奈的患者和健康方面的弱势群体，除同时参与制毒贩毒者需法律严惩外，不全都是"死有余辜"，他们应该在人性、人权的平台上，获得必要的生活拥有权、生存维护权和生命尊严权。

人类在俯视平台下的异样人群时，不妨多释放些"慈悲为怀"的恻隐余光。

---

① 转引自：杨良，《药物依赖学》。北京：人民卫生出版社，2015 年 9 月第一版。

② 人脑内共有 100 多种神经递质，多巴胺是脑内最主要的一种递质，人脑胶状体内多巴胺含量占全脑的 70% 以上。

第十章

面对自刎者之剑，医生们常显力不从心

第一节　自杀是人间悲剧的痛苦上演

自杀是指生命个体在复杂心理活动的作用下，蓄意或自愿采取各种手段结束自己生命的行为，其特征是伤害自身生命的故意性。它已成为现代社会人类的 10 大死因之一。近 40 年以来，全球自杀率增加了 60%，在有些国家，自杀已经成为 10~35 岁年龄段的第二大死因，15~46 岁年龄段的前 3 位的死因。WHO 统计数据表明，全世界每年平均自杀死亡率为 16/100 000，每年约有 100 万人死于自杀，平均约 40 秒左右有 1 人死于自杀，每 3 秒有 1 人自杀未遂，自杀 1 人还至少对与其有关的其他 6 个人在心理上产生巨大冲击。自杀者和自杀未遂者，往往还能造成一个国家和地区伤残调整年（DALXS）的严重损失。

我国每年约有 25 万人死于自杀，200 万人自杀未遂。据北京心理危机研究与干预中心的调查分析称，自杀已成为我国 15~34 岁人群的首位死因。

我国学者根据自杀发生的情况，一般将其分为自杀意念、自杀未遂和自杀死亡三种形式。自杀意念系有寻死的意向，但并没有采取任

何实际行动。自杀未遂是有意毁灭自我的行动，但结果并未导致死亡。自杀死亡则为采取有意毁灭自我的行动，并导致了死亡。从有自杀意念真正发展到以自杀结束生命者当为少数，但自杀未遂的发生率却是自杀致死的 10~20 倍。

"自杀"是自古以来就一直存在的社会现象。《史记·秦始皇本纪》："二十四年……昌平君死，项燕遂自杀。"《谷梁传·僖公十年》："吾宁自杀以安吾君。"欧洲的法国、英国、德国、奥地利在 19 世纪初叶，就有对社会自杀行为的系统记载，并在各国的人口统计学中专门对自杀行为进行了统计分类研究。20 世纪初，法国著名的社会学家埃米尔·迪尔凯姆所著的《自杀论》中，就把自杀的原因分为社会因素和非社会因素，并根据自杀动机分为利己主义自杀和利他主义自杀，以及反常的自杀等，进行分类研究和阐述。

古今中外，无论是像屈原投身汨罗江以死唤起民众觉醒，还是因自身疾病缠身的人为避免连累家人或他人而寻短的所谓"利他主义自杀"，或对家庭与身边的人和事毫不关心，孤独而自尽，或因经济危机而逃避冲击的"利己主义自杀"等，都是社会和道德所不提倡甚至是禁止的。世界上几乎所有宗教教规都是对自杀予以谴责的。他们认为，自杀之所以受到禁止和应该受到禁止，是因为不排除有人（特别是"利己主义自杀"者）用自杀来逃避他对社会的义务。然而，尽管自杀者在社会、法律、道德和宗教上大多找不到合理的支持和道义上的匡扶，但古往今来，自杀现象一直持续存在并愈演愈烈。

中国现代学者，把自杀分为情绪性自杀和理智性自杀两大类。情绪性自杀常是由于暴发性情绪所导致，其中由委屈、悔恨、内疚、羞愧、激愤、烦躁或赌气等剧烈情绪化状态所表现为不理性的行为而自杀。此类自杀的发生过程往往比较迅速，发展期短暂，呈现即时的冲突性或突发性。该情绪化过程过去后，大多不一定再继续寻求自杀这种极端行为。

理智性自杀大多不一定是由于偶然的外界刺激状态引起的，而是由于自身经过长期的评估和体验，进行了较多的所谓"判断"和"推理"以后，逐渐萌发自杀的意向，并且有目的或有计划地选择自杀措施，其酝酿进程一般比较缓慢，发展期较长。其中抑郁症患者，即使一次自杀未遂住院出院后，6个月中仍有42.6%，1年中有58.0%，2年中有70.0%的人再次选择自杀。也就是说，抑郁症患者的自杀并不一定只是出现在发病的高峰期，而在其缓解期同样有较高的自杀风险。

由上可见，自杀是人类面对的一个极其重要的公共卫生问题，虽然大家分别可在心理学因素、社会学因素、生物学因素和疾病因素之中，找出引起自杀的诸种危险因素，并从三级预防的角度采取综合措施去防堵，但在一个社会经济发展较为稳定的国度里，如能紧紧抓住"抑郁症"这样一个较为庞大的患者群体去进行重点干预，或是在预防—诊治—康复等医学链条上对自杀行为进行根本性遏制，是更值得期待的重要举措。

第二节　抑郁症是许多自杀者的表演后台

根据精神医学研究报告，自杀者中70%患有抑郁症。试想，倘若医学在临床上或在全社会的共同参与下，能较有效地干预抑郁症，则有可能较明显地减少自杀这种人间悲剧的不断发生。果能如此，善莫大焉。

抑郁属于心境障碍和情感性精神障碍的范畴。心境障碍可分为抑郁障碍和双相障碍（既有躁狂发作又有抑郁发作）两个主要疾病亚型。当心境障碍表现为抑郁发作时，典型症状会出现情绪低落，思维迟缓，意志活动减退的"三低"现象（当然，这些重度抑郁发作时的典型症状，不一定出现在所有抑郁障碍患者身上）。从其核心症状、心理症候群和躯体症候群来看，分别至少表现有以下几类症状和体征：

1. 情绪低落

几乎所有的抑郁症患者，都程度不同地出现自觉情绪低沉、苦恼忧伤，其情绪的基调总体是低沉灰色的，常自感兴趣索然、痛苦难熬、忧心忡忡、郁郁寡欢，不时有度日如年、生不如死的感觉。自称"怎么也高兴不起来，人活着没多大意思"等，整天愁眉苦脸，唉声叹气！

2. 抑郁性认知

患者常有"三无"症状，即无望、无助和无用。

"无望"是想到未来，即感前途渺茫，悲观失望，预见自己的将来一定会出现不幸，包括工作、经济、家庭、健康诸方面，都将毫无出路和希望。

"无助"是在悲观失望的基础上，产生孤立无援的想法，对改变自己的现状，缺乏基本的信心和决心，认为即使做各种治疗也是徒劳无益的。

"无用"是无故地认为自己的生活无价值，人生一路走来，几乎充满失败，一无是处，甚至认为因自己的无能无用还拖累了家庭、集体和社会，给亲人和朋友带来的只有麻烦，而没有任何帮助、回馈，因而常表现为极度自责自罪，尤其是把存在记忆中的些许过失或错误放大，认为给家庭、所在集体或者整个社会带来了巨大的负担与不幸，坚信自己犯下了某种滔天大罪，罪不容赦。

由此而易于产生自杀观念和行为。患者感到生活中的一切都已成为过往，未来对自己毫无意义，以为"死"是最好的归宿。但同时，他们中间有些人可能还是会想到自己的离去会让家人和朋友们感到伤心难过，也许这世界上还有一些值得留恋的地方，因而一时还下不了"死"的决心。这时的徘徊症状在医学上称为"自杀观念"。而其中严重的抑郁障碍患者，则会毅然决然地认为"结束自己的生命是一种真正解脱"，或"活在这个世界上就是多余的人"，"是家庭和社会的累赘"，会选择在某个时刻、某个地点选择某种方式武断地寻求自杀计划和行动。如果一次因主客观原因而自杀未遂，患者往往会反复寻求自杀，因此可以说，自杀行为是严重抑郁症的一个重要标志，抑郁发作中至少有 25% 的人寻求自杀（含自杀意向者）。世界卫生组织和世界银行的一项联合研究表明，抑郁症（含极度表现的自杀行为）已成为中国疾病负担的第二位病种，尤其是个别患者出现"扩大性自杀"行为。其中个别人错误地认为，活着的亲人和挚友也会非常痛苦的，于是，会在寻求杀死亲友后再选择自杀，从而导致极其严重的家庭和社会后果。

3. 兴趣和快感缺失

患者可表现为凡事都缺乏浓厚兴趣，任何事（含以往曾喜欢并感兴趣的活动）都提不起神，严重者甚至对任何活动都毫无情趣可言。部分患者或能参与一些看书、看电视等活动，但其目的主要是为了消磨时间，或期许从悲观失望中获得部分解脱。但如进一步询问，则可发现，患者并不能从中获得任何乐趣。

4. 思维迟缓

抑郁症患者思维联想速度变得十分缓慢，对周围事物反应迟钝，思路闭塞，自觉愚笨，思考问题变得困难，表现为主动言语减少，语速慢，语音低，严重者甚至出现交流困难。

5. 意志活动减退

患者的意志活动呈现显著持久的抑制，表现为行动缓慢，生活被动懒散，不想做事，不想与周围甚至是至亲好友交往，常独坐一旁或整日卧床，很少出门或不出门，回避社交，不修边幅，严重者可表现为不语、不动、不食或出现"抑郁性木僵"。

6. 精神运动性改变

焦虑与抑郁往往伴随发生，表现为莫名其妙的紧张和担心，坐立不安，甚至恐惧。同时还可出现运动性迟滞或激越状态。迟滞表现为活动减少，动作缓慢，工作效率下降，严重者也可表现为木僵。而激越患者则恰恰与之相反，大脑中似乎反复在思考着一些漫无目的的事情，思维内容混乱而无条理，大脑持续处于紧张状态。由于患者无法集中注意力思考一个问题，实际上其思维效率已显著下降，可表现为思想紧张、烦躁不安而难以自控，甚至出现一些莫名的攻击行为。

7. 生物学功能异常

（1）睡眠障碍，难睡易醒，早醒后再不能入睡，并发愁一天怎么熬过去，脑际上不断浮现着许多不愉快的影像。但也有特例，少数患者表现为睡眠过多，一天到晚睡眼惺忪，精神萎靡。（2）食欲下降，性欲减退，也是抑郁障碍患者的常见表现。许多抑郁症患者进食很少，即使过去爱吃的饭菜也食之无味，个别的甚至丧失进食欲望，身体也日见消瘦，体重明显下降。另外，相当一部分抑郁症患者性欲减退，甚至阳痿，女性出现阴冷、闭经等，即使与性伙伴勉强维持性行为，但无法从中体验到乐趣，完全是应付了事。（3）精力缺失，青壮年一旦患了抑郁症，便会逐渐缺少原有朝气蓬勃、精力充沛的活力，而常诉说"太累了""精力不足"，显得十分疲劳，常感体力不济，能力下降，无以展示生机。（4）其他躯体不适，抑郁症患者常表现为许多非特异性疼痛或不适，相当一部分患者因疼痛和不适，常往返就诊于各医院，个别有抑郁障碍的患者，甚至其抑郁症状被躯体症状所掩盖，人们称为"隐匿性抑郁障碍"，易于造成临床误诊或漏诊。

8. 精神病性症状

部分抑郁发作患者，还可在一段时期出现幻觉和妄想等精神病性症状。

上述的系列症状特征，常在重症抑郁障碍患者的典型症状群中呈现，但临床上的患者根据症状的数量多寡和类型差异不同，以及严重度的区别，分为轻度、中度和重度抑郁，需要医务工作者谨慎区别，细心酌处。

第三节　减少抑郁症群体是遏制自杀者"登台"的有效干预

抑郁障碍大多为急性或亚急性起病，好发于秋冬季。单相抑郁发病率年龄较双相障碍要晚，几乎每个年龄段都有罹患抑郁障碍的可能，但以 30~40 岁者居多。首发抑郁之后约半数的人，在未来 5 年内可出现再次复发，有 1/3 患者在第一年内复发，复发后，抑郁发作会越来越频繁，而发作持续时间也越来越长。抑郁障碍患者的自杀率至少为10%~15%，首次发作后，5 年间自杀率最高。

抑郁障碍常反复发作，有过 1 次发作的患者，复发可能性约为50%；有 2 次抑郁发作者，其复发可能性为 70%；有过 3 次抑郁发作者，几乎 100% 可能会复发。有些患者是抑郁和躁狂交替发作的双相障碍。双相障碍患者的复发率较单纯的抑郁症复发率更高，其自杀率也较单纯的抑郁症更高。根据该类研究组的随访发现，双相障碍患者较抑郁障碍者的预后更差。

据 WHO 报告，目前全球有 3.5 亿左右的抑郁症患者，预测到 2020 年，抑郁症将成为全球范围内第二大致残疾病，且有较高的死亡率（含自杀率），说明抑郁症已成为严重影响我们人类自身健康的又一个棘手难题。

说它难，首要的是在其发病原因和发病机制上尚不清楚。大量研究资料提示遗传因素、神经生化因素和心理社会因素等，与本病的发生、发展及预后具有一定影响。

1. 遗传因素

有心境障碍（含抑郁症）患者的直系亲属中，其患病风险明显增加，同病率为一般人的 10~30 倍，血缘关系越近，患病概率也越高，在双相障碍中，该趋势尤为明显。

2. 生物学因素

（1）与中枢神经递质代谢异常及相应受体功能改变有关。经一些假说研究初步证实，5- 羟色胺（5-HT）、去甲肾上腺素（NE）、多巴胺（DA）的功能活动降低，可能与抑郁发作有关。例如，一些抑郁发作患者，脑脊液中 5-HT 的代谢产物与 5- 羟吲哚乙酸（5-HIA）含量降低，且浓度越低，抑郁程度越重，伴自杀行为倾向越明显。

（2）脑电生理和神经影像改变。经脑电图检查发现，抑郁发作时多倾向于显示低 α 频率，躁狂发作时，多显示为高 α 频率。抑郁发作患者睡眠时间减少，觉醒次数增多。同时，磁共振（MRI）发现抑郁发作患者海马、额叶皮质、杏仁核、腹侧纹状体等脑区萎缩；功能影像学研究发现，抑郁发作患者左额叶及左前扣带回局部脑血流量降低。

（3）心理社会因素。经一系列研究证明，应激性生活事件与抑郁症发作的关系较为密切。经流行病学调查，患者在抑郁发作前，92%有骤发性生活事件诱发。女性抑郁发作患者，在发病前 1 年所经历的生活事件（常见为负性生活事件）频率是正常人的 3 倍，个体经历一些可能危及生命的生活事件发生后 6 个月内，抑郁发作的危险系数增加 6 倍。

根据研究，上述因素或与抑郁障碍的发生原因有关，或为诱发因素，但许多生物学指标或只是该类患者发病时所呈现的病理学指标（什么原因导致其指标变化尚不清楚），遗传因素显示其发病的风险系数高，也或只可能说明其易感性高于常人，但并不一定是全部决定因素，因而其发病的最根本原因和发病机制都还有待进一步探索。

正由于该病发病原因和形成机制并不十分明了，所以，在发病干预、临床治疗和复发预后上，都呈现出不理想的状况。

第一，根据我国有关部门研究机构预测，我国有不同程度的抑郁症患者大约 9000 万人，而其中大约有 90% 左右的患者（含较大比例的轻度患者），因自身和其他原因，并未去有关机构做专门治疗和登记，以致少数人只有在自杀后，才从其遗物中发现该患者实质是久已被抑郁症所困扰。

第二，根据对经过抑郁障碍专门治疗的患者，进行 10 年的追踪研究发现，75%~80% 的患者还可多次复发，第 3 次发作者复发概率近 100%，尤其是与躁狂症交替发作的双相障碍患者，发病更频繁，症状更严重，自杀率更高。

第三，即使首次发作便经过系统的专业的规范性治疗，也不是百分之百的患者可彻底治愈（大约有 50% 患者可完全康复，其显著和完全缓解率约为 70%），仍发现至少有 15%~30% 的患者难以缓解，或趋于慢性化并残留易激惹，心绪负面，或发展成为难治性抑郁症，其中有部分最终为抑郁症所烦而成为寻求自杀解脱者。

第四，从许多病例发现，抑郁障碍患者大多由家庭或者社会等负面生活事件诱发，而这些诱发因素（如丧偶、离婚、失业或亲密家属突然亡故等）的印记，常可较持久地残留在记忆中，而不时地触发负面影响。患者的疾病好转和社会复归，也都需家庭和社会创造良好条件予以积极支持，而这一点目前恰恰是许多家庭和部分基层社会组织的短板所在。另外，患者如伴有慢性躯体性疾病，缠绵难愈，这种持续负性刺激也是患者永远难以走出抑郁阴影的根源之一。

第四节　襄助他们，单靠医学会有些心有余而力不足

综上可见，预防抑郁发作是干预自杀现象出现的有效措施，也是包括医务工作者、社会工作者和心理学工作者，以及家庭在内的全社会成员的共同任务。从其发病机制和预后转归来看，医学、社会学和心理学的职业工作者，应是主要责任的担当者。从其患病发病时的生物学指标改变来看，医生们似乎具有不可推卸的历史使命和潜在的贡献空间。

但令人遗憾的是，单纯靠预防医学和临床医学工作者对自杀者进行三级预防措施加以干预，还是难以充分发挥效应的。尤其是在抗抑郁治疗的各种干预中，无论是药物治疗，或是电抽搐治疗，或是脑深部电刺激治疗，或重复经颅磁刺激治疗等，还多是针对其可能的发病机制进行所谓"对症处理"。它们的单项或综合运用，虽或多或少地可以提高一点治愈率或临床缓解率，但真正特异性很强的有效药物尚

未出现，且目前一些药品的副作用、经济性和治疗后的剂量控制，以及复发预防的把控等方面，人类都还没有根本性地从认识上的"必然王国"走向"自由王国"，我们不得不常常在临床上被一些因多种因素导致抑郁症复发，或难治性抑郁症患者再次选择的自杀行为感到惊愕和困惑，且常抱有力不从心之感。

抑郁症自刎之剑寒光闪闪，虽不能从根本上阻碍我们对未来充满期待与展望，但在当下痛苦的现实面前，人们有时也难免会生出一些遗憾和惆怅来。

然而，任何惆怅都不应该阻止我们在挽救自杀者方面的努力。"自杀"，从本质上来讲，大多是轻率地放弃生命、放弃尊严的不当行为。无论是情绪性自杀，还是所谓理智性自杀，都是偏离正确认知、偏离良性情绪、偏离健康思维而产生绝望后的不当选择，或者说是一种基与错配感知、错乱情绪、错位思维而衍生的错误行为。我们的社会，我们的医院和医生应采取有效的调偏纠错措施，积极干预自杀者或遏制一些患有严重抑郁症而具有自杀倾向的患者，从本质上讲，当属挽救患者至高无上的生命、复归其弥足珍贵的生存权、唤醒其生命尊严的神圣行为。患者用简单的自杀方式结束生命、舍弃生命的行为固然不足取，但从道义和社会学角度来看，在当下温暖的社会大家庭中，出现无视少数情绪低落、心境处于极度痛苦的抑郁认知患者，他们用极端的方式，黯然地离开这个世界的冷漠行为，则为苍生之不忍。为了有效破解这个人间悲剧和难题，我们全社会的每个家庭成员都有责任说"同志仍须努力"。

第十一章

外科类疾病真能"一切了事"吗

第一节 外科学是临床医学中发展最为醒目的学科

自从 19 世纪 40 年代，美国的莫顿医生（William T. G. Morton，1819—1868）首先采用乙醚、氯仿等作为全身麻醉剂，以缓解手术时的疼痛。19 世纪 80 年代，德国人贝格曼（Von Bergmann E.）采用热压消毒器进行消毒，解决术后感染问题之后，外科才可谓步入了快速发展的新时期。

随着现代外科学在广度和深度方面的迅速发展，根据手术部位或手术性质的不同，外科先后分化有腹部外科、胸心外科、肿瘤外科或急症外科等一系列外科分支，乃至有今天的微创外科、整形外科和显微外科等。而且，根据科学的技术发展和人体疾病更趋合理的进一步治疗分化，其手术适用范围还在进一步扩大。

正是由于临床手术适应证的不断扩大，许多外科类的专业医生，一旦见到手术的部分适应证，可能出于条件反射，首当其冲的考虑就是倾向于采用手术治疗。有脓肿的用手术加以清除，有骨折的用手术加以复位，有肿瘤（无论良性、恶性）的采用手术摘除，有结石的用手术取出或连器官一起切除等。总之，"一切了事"。这也许是许多外科大夫的职业习惯使然。

但是，这样做对于患者本人来说就不一定完全赞同了。大多数患者在痛苦程度尚能以忍受时，他们对手术可能会有多种顾虑，如对手术"会不会很痛？""手术会不会安全？""手术后会不会有后遗症？"等恐惧或担忧而犹豫不定。不到万不得已的时候，他们大多会优先寻求非手术的"保守治疗"，只有自己（或家属）感觉已经到了"不得已"的状态，才会做出接受手术的选择，这应是出于患者寻求最大安全（或最小的经济支出）的本能考虑，当属无可厚非。

应该感恩戴德的是，一百多年来，外科手术治疗普济众生，活人无数，把普天下多少人从死亡线上拽拉回来，或把饱受疾病折磨的人从苦海中解救出来。从这点上来说，怎么赞美外科给人类健康所做的非凡贡献都不为过。

第二节　手术选择中的迟疑与惶恐

但是，随着科学技术和人文学科的不断发展与进步，特别是人体奥秘的不断揭示、药物学研究的不断扩展、各种治疗方法的不断出现，以及治疗观上的人文重塑等，我们不得不重新回顾医学学科的过往，萌生出生命科学上的诸多新情怀。

譬如，外科类疾病难道真的都只能"一切了事"吗？纵观近百年来外科走过来的步伐，我们不能因为外科在救死扶伤上立下了汗马功劳，就可以停止理性思考。医学没有理由做行动的巨人、思想的侏儒。

一、东西方扁桃体的不同遭遇

从 20 世纪 30 年代开始，欧洲和北美许多地方，风行将有些咽喉肿痛的儿童做摘除扁桃体手术，让 60% 以上不到 10 岁的儿童过着"没有扁桃体的生活"，扁桃体切除术也一时成为当时世界上最频繁、最风行的手术之一。

难道扁桃体真是人类的"恶魔"而"罪该万死"吗？要回答这个问题，我们不妨再来复习一下相关医学知识。

扁桃体位于消化道和呼吸道的交会处，它的黏膜内含有大量淋巴组织，是经常接触抗原引起免疫应答的部位。可以说，扁桃体是人体咽喉部位非常重要的能抵抗病菌入侵的一道天然屏障和生理防线。

医学上根据扁桃体所居位置不同，可分为腭扁桃体、咽扁桃体和舌扁桃体三种。人们常说的扁桃体主要是指腭扁桃体，因为它最大，左右两侧各一个，且位置最暴露，像两个勇猛的卫士守护在关口上，当外界病菌闯入人体口腔想要通过咽喉部位进入机体支气管和肺部时，它便调动其上皮浸润部所内含的 T 细胞、B 细胞和少量巨噬细胞，出现一定的免疫应答反应，奋起抗敌，从而抵抗和阻止病菌进一步侵入肌体。当然，腭扁桃体在抗敌的过程中，自身相应地也会产生一定程度的充血、发炎、肿胀。

当"敌人"太凶猛时，它甚至与病菌做殊死斗争，并与其交织在一块，形成战争中"敌我互见"的产物——脓肿。从这一点上来说，它属于人体的前线卫士，功不可没。

2012 年 10 月，世界上还有科学家公布扁桃体的最新研究成果，他们在猕猴的扁桃体里，首先发现了一种新的"眼部细胞"，它可能是导致其眼神交流时产生一种特殊感觉的"幕后操纵者"。如果人类这种神经与其类似，它们很可能因自闭症和精神分裂症类的疾病而受损，随之可能会影响眼部的"暗送秋波"和社交互动。当然，其最终结果如何，还有待进一步研究证实。笔者只是想说，人类这种生物，通过几百万年的演变进化，身上可能没有一种是多余的、可随意视之为敝屣而弃之不足惜的赘生器官。

当然，许多耳鼻喉科的医生可能会据理激辩，肯定其手术指征明显，且手术意义非凡。

诚然，医生们之所以主张将其切除，肯定是有些医理和法理依据的。首先，扁桃体炎是儿童常见的一种多发病，且易反复发作，给患者带来不少痛苦。其次，侵犯它的主要病菌是Ⅰ型溶血性链球菌，当扁桃体发炎后，常或可间接引起急性风湿热、心肌炎、急性肾炎等全身性、自身性免疫性疾病。再者，由于扁桃体隐窝的存在，它易于隐藏病菌而引起反复发炎，演变成慢性炎症的概率较高等。

因此，许多国家的医学指南，都将该病症纳入了清除病灶的手术适应指征范畴。

对于反复发作且症状严重者，或者反复炎性刺激引起扁桃体肥大、影响吞咽和呼吸者，万不得已是必须手术治疗的。但我们必须同时保持冷静的是，因为扁桃体炎引起全身疾病发生的机制并不十分清楚，且局部感染程度与全身疾病的发病程度并不一定呈正相关，目前还只是初步认为，可能与各系统的靶器官对链球菌产生的Ⅲ型变态反应有关，而且，并没有翔实而系统的资料进一步证实，摘除了扁桃体这个所谓原发病灶后，其靶器官上产生的变态反应病症就随之相应改善。况且，有一种现象可能常容易被包括手术医生在内的人们所忽视，即腭扁桃体是咽喉部一对首当其冲的防御卫士，当它被人工摘除后，外来的病菌并不会因你摘除了扁桃体而停止其入侵的步伐，一有机会，它们仍会伺机而入，届时就只有咽和喉聊以代劳了。因此，临床上，我们不难发现许多切除了扁桃体的患者中，继发慢性咽炎和喉炎者不少，这是不是被拆去了天然防线后所付出的必然代价？我们尚不得而知。

值得庆幸的是，我国医学界20世纪六七十年代，并未盲目跟风，也没有一见儿童患扁桃体炎或脓肿便马上武断地建议将其手术切除，而首先是用饱和量的抗生素或加用中药治疗，结果给大多数患儿挽留了一个有益的淋巴器官，让他们有幸地携带着扁桃体步入了健康成长之路。尤为可喜的是，我们发现，我国没有像西方国家那样风行大面积切除扁桃体，并发（或继发）急性风湿热和急性肾炎等病的发病率并不高于这些国家。此乃医之幸？患之幸？

二、人类女性的乳房面临考验

许多女士常将乳房看成自身生命外在的重中之重。拥有天生挺拔的双乳者昂首挺胸地走在马路上，常会情不自禁地洋溢着青春的自豪感或健康的骄傲之情，以致常让一些在此方面稍显不足者，费时费力费钱，去美容院或整形外科选用硅胶等进行填充。正是由于这个体现女性青春色彩的前凸标志，常让一些人陷于苦恼和郁闷。

乳腺增生可以说是妇女中的一种多发"现象"（姑且暂未称"病"）。其中，乳腺小叶增生和囊性增生预后常显差异。乳腺小叶增生几乎可以说不是"病"，而只是受雌激素、孕激素的刺激引起的一种可控的生理现象。据调查，70%~80%的25~45岁女性，都具有不同程度的乳腺增生，且受精神因素、生活方式等影响，在月经出现前后胀痛表现加重。

当乳腺增生并出现胀痛后，常可程度不同地使"患者"紧张和困扰，有些人甚至马上会怀疑自己是不是恶性肿瘤？此时此刻，我们特别需要冷静。

第一，乳腺增生大多是可控，甚至是可逆的。只有乳腺囊性增生进一步发展，并同时在各种因素的作用下或许演变为恶性，但那毕竟只属极少数。

第二，即使是乳腺肿瘤，虽然发病率高，但以良性肿瘤者为多，尤以纤维腺瘤最多，约占 3/4，恶性肿瘤（乳腺癌）也只是极少数。

第三，正如哈佛大学医学院的朱达·福克曼（Judah Folkman）和拉格哈·卡卢里（Raghu Kcolluri）通过研究后指出："大部分人都有些许肿瘤而不自知。"他们以因其他病症致死的 40~50 岁中年妇女为对象，进行尸检后发现，乳房组织中有少许肿瘤者占将近 40%，而大多数人活着时并不自知。其实，不少或许都有癌细胞躲在健康机体的某个角落里，懒惰地"沉睡着"，甚至在许多患者因其他疾病去世时都未曾"醒"来。

然而，在临床上，可能是患者太担心乳腺增生发展成恶性肿瘤，也可能是临床医生为了迎合患者心理，不愿承担日后出现"万一"的责任风险，甚或受利益的驱使，因过于担心恶变，运用"宁可错杀一千，不可放走一个"的战法，将在一些检查中提示"可疑"的对象，草率地推进了手术室。

当然，其中不乏接受手术者，如不行切除术，或可最终发展成乳腺癌。但在临床上，不可否定的是，其中不少人也难免因此误失一个值得自豪的组件。尽管事后患者或可通过整形和美容隆胸来重塑部分自信，但走在马路上的自信和站在浴室中的自信毕竟是不同的。"假作真时真亦假"，坦率地说，临床上，人类在医学人文方面还有许多课要补。

三、手术真是"椎间盘突出症"的"克星"吗？

椎间盘突出是脊椎退行性疾病，是临床上常常围绕医生与患者"转"的一类病证。根据其病变部位，常见颈椎间盘、胸椎间盘和腰椎间盘突出三种。其中尤以腰椎间盘突出最为常见，它是临床上引起腰腿痛的最常见病因。

人类自从四肢行走进化演变到直立行走后，腰椎间盘在脊柱的运动和全身负荷中就承受着巨大的压力。随着年龄的增长，椎间盘就像机器的垫圈一样发生退变，其纤维环和髓核的含水量会不断下降，髓核也会慢慢失去弹性，纤维环被冲压出裂痕。如果在退变基础上，再过度劳累或不慎外力（如腰扭伤），椎间盘发生破裂，髓核、纤维环甚至终板向后突出，不断刺激神经，严重者可直接压迫神经根产生症状。

在脊椎构成中，腰椎间盘虽然重要，但相对脆弱，其原理与其特殊组成有关。它由髓核、纤维环和软骨终板构成。由于椎间盘承受躯干及上肢的重量，在日常生活中易于劳损，加之，椎间盘仅有少量血液供应，营养主要靠软骨终板渗透，数量极为有限。当人体在行走和运动时，它会不断受到挤压，其渗透则日趋减少，只有在休息时，才逐步恢复原状和渗透出稍多的营养，因此，它极易发生退行性改变。

椎间盘的生化成分为胶原、蛋白多糖、弹性蛋白和水。在椎间盘退变时，Ⅱ型胶原减少，而Ⅰ型胶原一般反会增加，髓核中出现Ⅰ型胶原。同时，其中蛋白多糖含量下降而引起弹性蛋白含量明显减少，弹性纤维密度降低，出现裂隙和不规则空洞，髓核中的水分由出生时的 90% 下降到 30%~ 60%。由于其严重退化，再加之某种外因刺激（含过度疲劳未获充分休息等），随着纤维环裂隙中膨出的髓核，对椎管内的神经根进行机械性挤压，继而会产生腰腿痛症状，且突出的大小将直接影响到疼痛的程度。另外，那些不严重的突出髓核作为一种生化刺激物，引起周围组织及神经根的慢性炎性反应，也可导致腰腿部较长期的反射性疼痛。

这种疾病是一种"不会致人轻易地去死，但也不会让人快乐地活"的病。许许多多患者，尤其是欧美患者，可能是其人种的个头相对较高大，脊椎结构也有一定差异，椎间盘受累者相对更多，因而更希望寻求尽早摆脱椎间盘突出所导致的困境和折磨。

从20世纪30年代开始，西方就开启了一个椎间盘切除术盛行的时代。手术几乎成了椎间盘突出患者的"救世主"。从椎间盘切除术的统计数据来看，术后有近80%的患者顿感痛苦消失或者大为减轻。但随着日历的翻页，疼痛又再一次回到了许多人身上，甚至有12%的患者病情恶化，有些糟糕者甚至出现下半身瘫痪和其他后遗症。

鉴于手术治疗并不十分乐观，后来又演变了髓核化学溶解法和内视镜手术治疗法等改良方法。实事求是地说，接受其不同手术治疗者，其中只有少部分是最幸运的。如因神经根被压迫导致膀胱括约肌失控者，或椎间盘脱离完全突入椎管者，手术后均可起到立竿见影的效果。但有很大一部分手术治疗者，都不一定最终享受到医学的福泽。

于是，有人提出了异议。在欧洲一次骨外科医生的学术会议上的问题调查中，当问及"如自己罹患椎间盘突出后是否选择手术治疗"时，几乎所有接受问卷者都异口同声地回答：NO。是不是说明医学从业者对这种貌似简单却复杂的手术治疗还缺乏足够的信心？我们无法知道其答案，但我们至少不能排除的是，不少患者或是出于对医生的建议过分信赖，或是在医用器械商的"三寸不烂之舌"的怂恿下，轻率地走向了手术台。

从临床意义上来讲，该病症分为膨出型、突出型、脱出型、游离型和 Schmorl 结节及经骨突出型等五种表现形式。根据其病理类型的不同程度，除了脱出型和游离型不得不手术治疗外，其他三型都是可以暂不或者无须手术治疗的，而选择非手术治疗往往可以获得一定程度的缓解。

令人遗憾的是，不是每一位患者都能像职业医生那样可以做出明智的抉择。

四、阑尾果真是越早割掉越好吗？

对于个体自身的生物组件，人们可能没有比对阑尾那样更有微词的了。过去人们认为，它是人类进化后留下的一个遗痕器官，本身并没有什么实际用处，而且一旦被细菌侵入、异物堵塞，还会导致炎症，给患者带来痛苦。如果形成化脓性阑尾炎或穿孔性阑尾炎，还有引起急性弥漫性腹膜炎的可能，若不及时采用手术切除，则加重病情乃至导致死亡，特别是儿童。因此，人们对阑尾几乎没有好感，且在临床上，一百多年来，全世界只要说患上了阑尾炎，合理与规范的治疗指南就是手术。临床上，几乎众口一词地认为，切除阑尾是百无一害的选择。因此，许多人甚至主张在少年或学生时代，将阑尾越早切除越好，可免终身之忧。

事实果真如此吗？阑尾真乃天生就是一个人神共愤的家伙？

毋庸置疑，急性化脓性阑尾炎、坏疽性及穿孔性阑尾炎及其阑尾周围脓肿，只要是当时患者身体状况和医疗条件允许的话，原则上应积极采取手术治疗，以防延误病情，酿成危害。

但是，对于急性单纯性阑尾炎，是否见"阑"必切？似当慎重。

其实，阑尾对于人体来说，并不真是一种不屑一顾、可有可无的器官。

首先，阑尾具有丰富的淋巴组织参与人体的免疫功能（支持着机体的细胞免疫和体疫免疫的两大作用），其中含有大量的益生菌和淋巴细胞，能够保护肠道少受外来细菌和病毒的伤害。

其次，美国俄克拉荷马州州立大学生理学教授劳代·巴丁研究指出：阑尾在胎儿和青少年时期，一直就起着重要作用。阑尾除了参与免疫功能之外，还能分泌多种物质和消化酶，以促进肠道蠕动的激素和生长相关激素功能的发挥，尤其是可以帮助消化系统正常运行。可见，或许需要平反正名的是，阑尾并不是个 "万人嫌"，反而是个具有一定生理作用的功能组件。

神明的造物主并非臆造，万物存在即有合理。活生生地长在腹腔内并可半移动的阑尾，怎么就会一文不值呢？

况且，采用手术治疗，难免有手术创伤之苦，还可能出现相关并发症。如术后出血、切口感染、粘连性肠梗阻，以及手术中可能出现麻醉意外等。这些都是任何医疗机构和医生不可百分之百地打保票，而绝对不会出现的风险。

从发病机制上看，阑尾管腔阻塞造成炎症者高于 60%，最为常见的是淋巴滤泡明显增生，其他多为次要原因。事实证明，在病程早期，病变较为局限，单纯性阑尾炎采用保守治疗，也是安全有效的，甚至包括部分被局限了的周围脓肿都可在严密观察病情变化的基础上，采用中西医结合治疗往往可获得较为满意的效果。根据许多中西医结合临床工作者的严格分组观察，其治疗效果并不亚于手术治疗对照组。

可见，临床上，我们可能需要全面地做判断，谨慎地做选择，似乎不提倡武断地挥刀而 "一切了事"。阑尾并非人们以前所认识的深恶痛绝的 "灾星"，而只是偶尔遭病后会给人们带来点麻烦的有用之器。

五、子宫被草率地切除公道吗？

从德国尤格·布莱克所著的《无效的治疗》一书中获知一组数字，让笔者感到十分惊愕：美国加州有近一半妇女去世时，没有了子宫。德国妇女有三分之一在有生之年已行子宫切除术，只有几千万人口的德国，每年切除子宫者就有 12 万 ~14 万人之众。根据统计，投保额度高且受教育程度低者，有 29.9% 的人希望尽早切除子宫（该文分析，"不排除含有获得某种私密的满足"）。无论出于何种原因，出现这种结果，都不得不让人感到十分困惑和咋舌。

为了解惑，我们可能还得从子宫的生理功能开始讨论。

可以说，遍查几乎相关的书籍，包括医学院校的规划教材《系统解剖学》《生理学》《妇产科学》等全部表述，"子宫"是孕育胚胎、胎儿和产生月经的肌性器官。即使产生月经这一现象在《生理学》中，也只是表述为"在卵巢激素周期性分泌的影响下，子宫内膜被动地发生周期性剥落，产生流血的现象"。

基于上述认识，可能会给几乎所有人造成一些错觉，那就是子宫给人们带来的作用主要就是"孕育胚胎、胎儿"这种生殖繁衍上的贡献。至于月经本身只是女性被动伴生的一种生理现象，并无多大实际用处。因而，待其子宫发挥和做出它生育繁衍这个主要贡献后，如再遇到一些病症冲突时，即可毫不迟疑地将其手术切除。

没有哪本书如此写，毋庸置疑，世界上不少人却在如此做。

诚然，当少数患者被确诊为宫颈癌或子宫内膜癌等恶性肿瘤、并有可能危及患者生命时，采取"丢卒保车"，毅然决然地选择手术切除子宫及其附件以缓解病情。这从医理、法理和人性上来看，几乎是天经地义，可以理解的。

但问题是，从临床统计来看，世界上切除子宫的最大理由，多是因为患有广义上的妇科肿瘤，而不是因为得了"恶性肿瘤"。而肿瘤大多是子宫肌瘤，子宫肌瘤绝大多数属于良性，且至少会在三分之一的妇女身上出现。近年来，还有发病向低龄化方向发展的趋势，二十几岁的女性（含未婚者）出现子宫肌瘤者并不鲜见，并往往多发。受雌激素分泌的影响，当它被助长到一定程度的时候，则可影响到月经周期及月经量的变化。当肌瘤继续长大（不是所有患者都是如此），超过了3个月妊娠大时，则可以从下腹部触及肌瘤部位，当位于前壁下段并长到一定程度时，严重者或可压迫膀胱引起尿频、尿急等刺激征。

有关问题可能相继出现了。当患者出现月经过多可能引起贫血时，当患者出现下腹疼痛或引起膀胱压迫症状时，尤其是被怀疑有"肉瘤变"倾向时等（含一些完全可以不行子宫切除术者），则大都会成为医生强力推荐手术治疗的对象。21世纪前主要是经腹部手术切除，进入到21世纪后，随着医学技术的改进，符合微创术指征的经宫腔镜、腹腔镜微创手术治疗者也已不少。

西方一些国家被指，一些男医生或受征服女性的潜在快感驱使，在遇到不少子宫肌瘤患者、但不一定到了非切除不可的地步时，却力举清除整个子宫。于是就出现了至今德国每年在平均10万名妇女中，至少有360人行子宫切除术，美国竟达430人次。由此可见，前面所述美国加州有近一半女性去世时没有子宫，德国有近三分之一妇女在有生之年接受了子宫切除术的奇特现象，就不足为怪了。

现在这种状态，随着微创技术的出现已经有所改变。但"一切了事"的手术惯性仍会在不少地方持续很长时间，让许多天生无辜或不宜判"极刑"的子宫被"枪毙"了。要想彻底战胜多年来的惯性，真正回归到人体生态的公道上来，可能还需待诸时日。

经近阶段的研究表明，人们发现子宫除了公认的孕育胎儿及产生月经的作用外，实际上还能合成许多与人体心身有关的细胞因子，以维护人体的健康功能。子宫内膜细胞、孕激素受体作为一种转录因子调节与雌、孕激素有关的基因表达，从而使内膜发生增生和分泌变化。同时，子宫合成的一些多肽类生长因子及其受体，如 EGF、IGF-1 等，可能是雌激素发生效应的介质，能促进细胞的增生和分化。

此外，人们还发现妇女的子宫可分泌一些快乐因子，让妇女在性生活中获得快感。

再说，不少人行子宫切除术后，其术后后遗症也是令人痛苦的，如精神抑郁症状（1）（切除子宫后，子宫及卵巢分泌的激素水平的调节与中枢神经系统的反馈环节被破坏，可引起不同程度的焦虑或抑郁现象）、泌尿系症状（2）（女性泌尿系统与生殖系统具有一定同源性，因为雌激素依赖性器官——子宫被切除后，雌激素水平相应下降，可使尿道弹性组织变薄，部分人可出现尿失禁、尿道黏膜萎缩等），以及性功能减退（3）（子宫切除后，多数妇女术后会经历不同程度的性功能变化，如性欲减退，性高潮困难及生殖器官感觉迟钝）等现象常可出现。

对已有过生育经历的妇女来说，行子宫切除术已无生育之虞，且一旦切除后，再无月经烦扰以及所谓肌瘤发生"恶变"之忧，但子宫并不是为人类做出生殖繁衍的卓越贡献后就可草率"一切了事"的器官。事实证明，人类对它的傲慢、偏见以及轻视的态度，让"伟大"的子宫受到了不应有的委屈和不公正的待遇，也给许多原子宫持有者造成了不必要的肉体或心理上的痛苦。

第三节　手术畅想曲中可否加个"休止符"？

外科手术是医生挽救病人生命、解除病人痛苦的有效手段，是专业医生拥有一门高超职业技巧的价值体现。许多常识告诉我们，所有技巧达到一定程度时，则可升华到艺术的境界，因而手术也许是不少医务工作者书写精彩人生的一种艺术创作表达。许多外科医生，当其专业技巧达到一定娴熟程度，认识升华到一定境界时，可能会有意无意地将面临的每台新手术都作为自己的又一次艺术重塑过程，包括如何让手术方式更加精当、让手术创口更加齐美、让手术过程更加练达、让手术效果更加良好等，都似不同的音符，构成了一整套优雅而完美的手术畅响曲。许多外科医生因此对手术难免有一种艺术般的冲动感和兴奋感。

然而笔者在想，如果鼓励外科医生在这种手术畅想主旋律中，冷静适时地添加个休止符，在激昂的音符连贯中有个戛然而止的休止和停顿，会不会产生更加完美的交响感？当下，医学的许多外科手术指南还在不断细化，科学技术将会更加发达，人文认知更趋深入，我们可否呼吁大家对人体的许多器官在可以"刀下留情"的情况下，更加善以待之？生命的整体之躯是神圣的，对它保持必要的敬畏感和行使高度的守护之责，可否真正成为医生的神圣职守和医学的天然使命？

在此，我们但愿，外科职业的惯性、利益的驱使以及原本就存在着对某种原生器官的轻视等，不会成为添加休止符时的某个杂音。

第十二章

在孕产新生命的历程中，不是每对母婴都是幸运者

第一节　母亲是贡献新生命的"圣者"

每一位母亲都历史性地承载过孕育新生命的神圣重担。几乎在卵子成功受精，从胚胎形成并移居到子宫内着床开始，准妈妈就完全直接承担孕育胎儿的全部重任了。除了尽可能给胎儿提供良好的生存生理环境之外，还为宝贝的健康成长确保给养而提供"后勤保障"，让伟大母亲的天性在小生命刚处萌生期时就淋漓尽致地得以展现出来。

十月怀胎的递变过程，为"一朝分娩"准备了精神和物质前提。分娩对于任何女性来说，都是一个非常特殊的时期。假如说，把女性进入婚姻殿堂作为以晚辈（为人女）变平辈（为人妻）身份登上人生历史舞台节点的话，那分娩则是从平辈变长辈（为人母）的重大转折时段，是从一个普通女性升华为伟大母亲的跨越，也是十月怀胎的渐进式成果的瞬间性揭示，绝大多数女性都幸运地完成了从准妈妈到真正的妈妈的华丽而完美的转身，使她们从婴儿的第一声啼哭中获得了幸福和喜悦的回馈。

事实上，分娩对于任何一个妈妈来说，都是"痛并快乐着"的复

杂过程，既要经得起各种考验，又要付出许多无私奉献，为妈妈的伟大做足心理准备。

第二节　不是每位妈妈都是幸运的

医学实践不断告诉我们，并不是每位妈妈都是幸运者。个别不幸的孕产妇，可能在刚听到婴儿的第一声啼哭后，就没法再尽母亲抚养之责，而匆匆地告别了这个世界。

医学科学发展到今天，仍不足以改善这些悲悯情状，让刚呱呱坠地的婴儿无法全部摆脱其成为没有母亲的孤儿的命运，这是令人十分遗憾的。

在产科临床上，羊水栓塞就是一种在产妇分娩过程中偶可遇到的严重分娩并发症。据统计，该病症每 2000~3000 次生产中，即可发生 1 例，虽其发病率不算太高，但一旦发生，其危害性极大、死亡率也很高。该病发病常常表现非常急骤，病势凶险，病情严重者，个别产妇仅或惊叫一声，或打一个哈欠，或抽搐一下后，呼吸、心跳即骤停，几分钟内即可临床死亡。临床上，只要发生羊水栓塞症，产妇几乎都是从死亡线上走一遭，严重者常难逃过一劫。

前几年在上海一家大型三甲医院发生一例后，他们马上动员上海几家大医院的 40 多名医务人员参加抢救，经过几十个小时的连轴救治，输血达 50 多袋，好不容易才将产妇从鬼门关上拽拉回来，使她成为触碰死亡线而被拉回来的幸运者。如果出现在其他医疗条件较差的地区或医院，估计就是另外一种结果了。该病症一旦出现，往往幸运之神不常在。

那么，它到底是属于一种什么样的病症，怎么会如此凶险难控呢？下面我们不妨一道来温习一下相关妇产科学知识吧。

羊水栓塞，现一般认为是在分娩过程中，由于被胎粪污染了的羊水中的有形物质，诸如胎毛、角化上皮、胎脂等突然进入产妇母体的血液循环系统，引起急性肺栓塞、过敏性休克、弥散性血管内凝血（简称 DIC），以及多脏器衰竭等一系列病理改变的严重分娩并发综合征，死亡率高达 60% 以上，是目前世界导致孕产妇死亡的主要原因之一。

近年来，也有研究认为，该病症主要是由于过敏性反应，并建议命名为"妊娠过敏反应综合征"，但从发病机制来看，似不能得到较全面的诠释，因而在此仍沿袭旧病名。

该病症发病和诱发因素很多，如高龄的初产妇和经产妇（较易发生子宫损伤）、前置胎盘、胎盘早破、子宫不完全破裂、子宫收缩过强（羊膜腔内压力增高）、胎膜破裂、后宫颈或宫体损伤处有开放的静脉或血窦，是导致羊水栓塞发生的基本条件。

第三节　羊水栓塞具有复杂的病理生理特征

急性羊水栓塞的典型症状，为起病急骤（常无明显先兆）、临床表现极为复杂，如呼吸顿觉困难、发绀、心血管功能障碍、出血和昏迷等。一般认为，羊水栓塞这个严重病症及其危害性的出现，主要是由于子宫内羊水经过破损的胎膜或宫体损伤处进入母体血液循环后，产生一系列病理变化所致。最为常见的是以下几大临床病理特征：

1. 过敏性休克

羊水中含有许多有形物质，当其进入母体血液循环后，引起Ⅰ型变态反应（即速发型变态反应）。首先，因其超敏反应，全身血管很快广泛扩张，血管床容量显著增大，导致回心血量减少，心脑血管循环供应量随之骤然不足。其次，由于严重过敏导致毛细血管通透性增高，使血浆大量外渗，血容量显著减少，而出现过敏性休克。此刻，临床上如果未能果断做出判断，紧急采取有效措施，或可导致患者即刻死亡。

2. 肺动脉高压

羊膜腔内羊水中的有形物质，直接可形成栓子，经肺动脉进入肺循环后，可引起一系列物理或生化反应。当有形栓子阻塞肺小血管，并刺激血小板和肺间质细胞释放白三烯和5-羟巴胺等血管活性物质，可使肺小血管痉挛，出现肺部血液循环受阻，肺动脉血压增高。当肺动脉压增高时，可直接使右心负荷加重，导致急性右心扩张，并出现充血性右心衰竭。反过来，左心房回心血量减少，左心室排出量也自然明显减少，促使周围血管循环衰竭，加速血压下降及休克出现，乃至死亡。

3.DIC（弥散性血管内凝血）

羊水进入母体血液循环后，可引起严重的弥散性血管内凝血。DIC是指在致病因子的作用下，大量促凝物质入血，其凝血因子和血小板被激活后，体内启动凝血过程，使血液中的凝血酶大量增多，继而微循环中形成广泛的微血栓等血液凝集状态。然而，正由于凝血因子和血小板被激活后出现大量消耗，反而引起继发性纤维蛋白溶解功能增强，进而导致止血困难这一矛盾现象。本来凝血系统和纤维蛋白溶解系统是一对具有双向调节功能的两个方面。正常情况下，组织损伤后出血，血凝系统马上会被激活，使得出血得以逐步被止住，但在组织损伤后，形成的凝血止血栓在完成其使命后，则需要将其逐步溶解，从而保证血管的畅通，并有利于受损组织和创面的再生与修复，而止血栓的溶解主要依赖于纤维蛋白溶解系统（简称纤溶系统），若纤溶系统被激活后，其活动亢进，则有引起重新出血的可能，且将同时消耗大量纤维蛋白，出现这种以止凝血两种功能同时出现障碍为特征的病理现象，临床表现为出血、休克、多器官功能障碍和微血管病性溶血性贫血等一系列严重综合征。

4. 急性肾衰竭

由于休克和 DIC，使得母体多脏器受损，其中，因急性肾缺血导致急性肾衰竭者颇为常见。它主要是由于过敏性休克和 DIC，导致全身有效动脉血容量减少，肾脏血流灌注急剧不足所致。当羊水栓塞导致休克和 DIC 后，肾血灌注量严重减少，出现肾内血流动力学改变之现象。首先是肾缺血后，既可通过血管作用使进入肾小球的小动脉内钙离子增加，从而对血管收缩刺激和肾自主神经刺激敏感性增加，导致肾自主调节功能损害、血管舒缩功能紊乱和血管内皮损伤，也可产生炎症反应，并可引起血管收缩因子产生过多，而血管舒张因子合成减少，进而引起肾动力学异常，肾皮质血流量减少，肾髓质充血等急性肾损伤急危重症，且迄今尚无特异性治疗办法，死亡率较高。

从其上述病理生理变化来看，羊水栓塞一旦形成，其体内一系列的严重病理改变，将给患者的生命造成极大的威胁，其表现特征有：

首先是"急"。一是发病急，发病前几天或前一刻，几无明显征兆，多是顿时发作；二是变化急，发病后即可迅速进入休克状态，甚至打一个哈欠之后，即变为血压骤降，心搏骤停。

其次是"重"。羊水栓塞一旦出现，即病情危笃，稍有疏忽，或可于几分钟内死亡。

再次是"杂"。羊水栓塞后，其病理生理变化十分复杂，即有免疫系统的急剧变态反应，也有多脏器（如肺、肝、肾、心、脑等）功能损伤，更有出血和止血两方面功能障碍等，且这些病理变化相互交错、互为因果，显示其病理变化的极端复杂性，从而构成了对母体生命的重大伤害。

第四节　医者在羊水栓塞面前，还显得有些怯懦

面对造成产妇致死率极高的羊水栓塞，医学目前尚无特异性治疗办法，只能针对其出现的一系列病理变化，采取相应措施，如抗过敏、抗休克、缓解肺动脉高压，防治 DIC、预防肾衰竭，止血、输血等，或能降低一些死亡率。

可见，在羊水栓塞这个"死亡之神"出现后，产妇的生命便将接受生与死的考验，医学这根救死扶伤的"神棒"也将接受其严峻的挑战。

此时此刻，人们不难发现：医学还真不是万能的。

第五节　问世几乎是每个人人生的第一个"坎"

自从父母双亲的精子和卵子结合、受孕并在母亲子宫内着床后，可以说，一个新的生命历程就正式启航了。只不过是要经历"十月怀胎"的"黑夜"旅行，并在父母遗传基因和母亲营造的宫内环境的支

撑下，接受一系列考验和挑战，然后，以百般面孔来到人间正式报到，继而开启人生的崭新篇章。

其实，能以什么样的姿态出现在这个世界上？如何经受问世后的第一个严峻考验？它可能影响每个个体的人生未来。

在经济不发达、医疗条件较差的国家和地区，不少新的生命无法跨越人生的第一个"坎"。即使在 21 世纪的今天，出生在不同的国度里，其面临的现实环境都是有很大区别的。如发达国家的新生儿死亡率大多在 5‰以下，而一些经济社会和医疗条件较差的国家新生儿死亡率则高达 30‰左右，个别国家甚至达到 50‰。所以世界卫生组织把新生儿死亡率列为衡量不同国家卫生与健康水平的几个关键指标之一。

高水准的医疗卫生条件和社会经济发展水平，给不同的新生命以较平等的生存权利，为每个人出生后创造了第一个公平的社会环境，诚然，这是一个令人首肯且让许多欠发达国家的人们所憧憬和追求的目标。但即便如此，我们必须还要正视的现实是，尽管不少高度发达或高福利国家，在卫生经费人均支出和在其 GDP 的占比中都做出了相当大的努力的情况下，其新生儿死亡率水平被控制 1‰之下的国家几乎还没有一个。也就是说，你无论投入多大、医学水平多高，其预防和救治效果也难以达到尽善尽美的程度。现实是即便经济和卫生条件最好的国家，每出生 1000 个婴儿，至少还或有一个死于刚刚出生时，而条件较差的国家和地区，则高达 40~50 个婴儿不能生存下来。

实践证明，新生儿发病率和死亡率均居人生之首，尤其是出现在出生后 24 小时内。一般说来，一个个体新生命在产前产时和产后的一个特定时期，是环境、孕母和医疗技术等综合因素整合后，给每个人人生设定的第一个"坎"，是重大的考验关卡，是决定你能否具有接受下一个挑战资格的"高门槛"。然而客观现实告诉我们，不是每一个婴儿都是胜利的"通关者"。

第六节 不是每个新生命都能幸运地闯过"围生期"

医学上把这个特定时期称作"围生期"。目前国际上对于围生期的定义有多种表述：①自妊娠 28 周（此时胎儿体重大约只有 1000g 左右）开始至出生后 7 天；②自妊娠 20 周（此时胎儿体重大约只有 500g 左右）至生后 28 天；③妊娠 28 周至生后 28 天；④ WHO 和国际疾病分类 ICD-10 定义为孕 22 周至生后 7 天。我国目前"围生期"采用第一种定义，即妊娠 28 周至出生后 7 天这段时间。围生期的婴儿称"围生儿"，由于经历了宫内和宫外环境转换的显著性变化，分娩过程中的多系统考验以及刚出生后多种因素的影响，此阶段易于发生多种严重病症，甚至导致死亡。

基于此，医学上为了引起医界和社会的高度重视与关注，人们将这个时段的新生命称"围生儿"，并为了降低围生儿死亡率，提高人口素质，把围生期涉及产科、新生儿科和相关的遗传、生化、免疫、生物医学工程等领域，及其影响到胎儿出生前后以及新生儿健康的研究，称为"围生医学"。这不能不说是妇幼卫生保健水平提高和科学研究状态改善的标志性进步。

第七节　围生儿的死亡原因形成复杂

从其发病学来看，围生儿的高发病率和死亡率的形成原因是多方面的，形成过程也是多阶段的。

一、产前关卡的障碍就不少

首先，不少胎儿在母亲体内妊娠 28 周到即将分娩前的产前阶段，或正式分娩时，就不是一帆风顺的。有些在 28 周后，胎儿在子宫内突然无缘无故地"胎停"（死亡）了，临床上称为"死胎"。有些胎儿在分娩过程中不幸死亡了，临床上称为"死产"（也应属于"死胎"中的一种）。21 世纪初，在美国，其死胎发生率还占 6‰。

追溯其死亡原因有很多：

（1）胎盘及脐带因素。如前置胎盘、胎盘早剥、血管前置、急性绒毛膜羊膜炎、脐带帆状附着、脐带打结、脐带脱垂、脐带绕颈缠体等，导致胎儿严重缺氧、窒息死亡。

（2）胎儿自身因素。如胎儿严重畸形、胎儿生长受限、双胎输血综合征、胎儿宫内感染、严重遗传性疾病等。

（3）孕妇方面的因素。如严重妊娠合并症和并发症，诸如妊娠期严重高血压疾病、抗磷脂抗体综合征、严重糖尿病和心血管疾病，各种原因引起的休克等，都可能直接或间接不同程度地影响到胎儿不能正常生长和发育。

对于上述复杂的形成原因，医学能在一定程度上适时做些干预、观测和防范，但在整个产前孕妇的人群中，不少病例在医学上往往还是心有余而力不足的。

其次，羊水过多或过少，也都是严重影响围生儿病死率的重要因素。

羊水和脐带都是胎儿的附属物。正常妊娠时，羊水的产生与吸收处于动态平衡中，使胎儿在这种动态平衡的宫内环境中得以正常发育和成长。倘若羊水产生和吸收失衡，导致羊水量异常，这种状态不断持续，出现过多或过少，都会不利于甚至严重影响胎儿的正常生长。

临床上，一般认为比正常羊水量超过 2000 毫升以上者为羊水过多，羊水过多发生率约为 1%。根据其羊水增多的速度，又可细分为急性羊水过多或慢性羊水过多。目前认为，明显的羊水过多患者与胎儿畸形以及妊娠合并症等因素有关，包括胎儿结构畸形、胎儿肿瘤、胎儿神经及肌肉发育不良代谢性疾病、染色体异常或多胎妊娠等。另外，妊娠期糖尿病伴有羊水过多的发生率也较高（占其中 15%~35%）。由于羊水过多，胎位异常和胎儿窘迫，特别是由于羊水过多、压力过大，分娩时羊水流出过快，可导致脐带脱垂，其羊水过多的程度越重，围生儿的病死率往往越高。

一般认为妊娠晚期羊水量少于 300 毫升者为羊水过少，羊水过少的发生率也不低，占 0.5%~4%。经临床统计，羊水过少将更严重影响围生儿预后。若羊水量少于 50 毫升，则围生儿病死率高达 88%，是正常婴儿死亡率的 47 倍。

令人遗憾的是，部分羊水过少的形成原因，目前并不十分明了。其机制应主要是与羊水产生减少且或羊水外漏增加有关，如胎儿泌尿系统发育畸形，引起少尿或无尿，易出现羊水过少；或过期妊娠、胎儿生长受限和胎盘退行性病变，导致胎盘功能减退，或因母体脱水、血容量不足，或长期服用抗利尿药物，使羊水过少。如果是过期妊娠或母体用药因素造成的，则可以通过及时剖宫产或停止一些不当药物使用进行处理，而对于确诊为胎儿发育畸形造成者，则只剩及早终止妊娠之外，别无他途。

二、娩出后考验关口会更多

新生儿从母体娩出后的第一个月，特别是第一周，可以说是对这个新生命最为关键的考验期。这些考验中，新生儿窒息就是一个极大的危险因素，它是一种婴儿出生后不能建立正常的自主呼吸而导致代谢性酸中毒及全身多脏器损伤的危急病症，因而是引起新生儿死亡和儿童伤残的重要原因。除了在产程开始时，因宫缩乏力，使用高位产钳、臀位抽出术、催产药使用不当的分娩因素外，其孕母严重原发病或并发症，及胎儿先天性肺发育不良，先天性心脏病等都可诱发或导致新生儿窒息病症。此时，如复苏方案不能达到预期效果，往往可以出现较高的死亡率。而且我国围生儿因窒息引起的部分或完全缺氧，进而脑血流减少，或暂停而导致新生儿脑损伤者，其发生率占活产儿的 3‰~6‰。其中 15%~20% 可能在新生儿期死亡，即使存活者，还有 20‰~30‰可能遗留不同程度的神经系统后遗症（如常见的"脑瘫"）。

再则，尽管更新、更有效的消毒剂和抗生素相继问世，但新生儿感染性疾病的发病率和死亡率，在全世界仍居高不下。它也是引起世界各国新生儿死亡的重要因素之一。况且，由于新生儿体质虚弱，外部环境适应能力差，其感染的可能性会增多。

此感染可发生在出生前的宫内感染和出生时的产道感染，及出生后的接触性感染等。其中又以因此而引起的新生儿败血症更为危重。根据美国统计学资料显示，该病症发生率占活产婴的 0.1%~0.5%（据报道，国内发病率占 1%~10%），病死率占其中 5%~10%，且胎龄越短，出生体重越轻，其发病率及病死率则越高。另外，新生儿感染性肺炎，也是最常见的患病形式和死亡的最重要原因之一，据临床报道，围生儿因感染性肺炎导致的死亡率为 5%~20%。

　　围生儿所以被感染的几率很高，且患病后其死亡率也大大高于常人，这与其刚刚从宫内移到宫外、从相对封闭到相对开放、从相对安全到相对危险的环境，而自身一时又缺乏较强的适应性和抵抗力是密切相关的。比如说，被感染的可能性可见于三个阶段的不同时期。在母体内，病原体可经过母亲血液通过胎盘，发生"垂直感染"；出生时，胎儿通过产道时，接触和吸入污染的分泌物或血液中的病原体，或因胎膜早破，产程延长，分娩时消毒不严等可导致产程感染；出生后，病原体可通过皮肤黏膜创面，呼吸道、消化道及带菌的周边人员接触传播，甚至在消毒不严的环境下，因某种导管和仪器造成医源性感染等，都可成为新生儿感染的致病源头。

　　感染机会很多，自身抗病力却很脆弱，具体来说，表现在：

　　（1）围生儿屏障功能较差，皮肤角质层薄；黏膜柔嫩易致损伤；脐带残端尚未完全闭合，离血管近，细菌易于进入血液中繁殖；呼吸道纤毛运动差，病原体被咳出机会少；胃液酸度低，杀菌能力弱；肠黏膜通透性高，同时分泌型 IgA 缺乏，阻止病原体黏附到细胞表面及其中和毒素的功能较弱，易于发生呼吸道和消化道感染，并有利于细菌侵入血液循环系统。

　　（2）围生儿淋巴发育不全，缺乏吞噬细菌的过滤作用，不能有效地将感染局限于局部的淋巴结。

　　（3）经典及替代补体途径的部分成分（C3、C5 调理素等）含量低，机体对某些细菌抗原的调理作用差。

　　（4）围生儿的中性粒细胞产生及储备均少，趋化性及黏附性低下，导致吞噬和杀菌能力不足。至于新生儿特异性免疫功能，则主要是来自母体，但常常受其胎龄的影响，其获得性抗体多少有异，加之有些抗体分子量较大，难于通过胎盘传递给胎儿，使其特异性、免疫性功能不高，显示出其抵御感染的内生能力天然不足，被动"挨打"的脆弱局面客观存在。

同时，在面对围生儿人群的大背景下，还有一种新生儿常见疾病也是不可小觑的，这就是新生儿颅内出血，也是极易导致围生儿死亡的疾病之一。

新生儿颅内出血，最常见是脑室内出血这种类型。这主要发生于胎龄小于 32 周，体重低于 1500g 的早产儿，且胎龄越小，发病率越高，也是最易引起早产儿死亡的主要原因之一。

据统计，20 世纪 80 年代，在出生体重只 1500g 左右的婴儿中，该病发病率高达 40%~50%，其发生时间 50% 以上在出生后第 1 天。临床上根据出血程度分为 4 级，其中Ⅲ～Ⅳ级出血者死亡率较高，可达 50%。近年来，由于产前皮质类固醇和出生后表面活性物质的及时应用，其发病率也明显降低，但与人们预期的理想目标还存在一定距离。

第八节　在抢救危重围生儿的历程中，医学还有很长的路要走

从上述所及的严重危害围生儿的生命安危的情况来看，在临床上，可能常让临证医生们难免有"黔驴技穷"之感。

第一，在遇到胎龄严重不足，因孕母或胎儿自身原因而出现妊娠中止或提前分娩（早产）的状况时，医学提前有效干预的措施并不多，即使能做到部分前瞻性预测，其准确性和可控性也仍然十分有限。

第二，在羊水过多或过少的母体环境下，无论提前分娩或足月分娩，其宫中胎儿的发育生长，都无疑会受到不同程度的影响，尤其是

宫内羊水产生及其平衡机制因母体或胎儿自身疾病被打破，严重者则会直接或间接地导致其围生儿死亡率增高。

第三，新生儿娩出后，由于新生儿较长时间的窒息，不能建立正常的自主呼吸，导致代谢性酸中毒及全身多器官损伤的危急重症，则易于导致各种医疗抢救措施均没法奏效而出现死亡。

另外，在面对新生儿感染（如败血症）和颅内出血的情况时，将一系列抢救其他人同类病种的积极措施，用在脆弱的新生命身上，往往无济于事，让许多临床医生们不得不望"小"、望"弱"而叹息。

综上所述，在分娩关口前后，无论是不幸遇上羊水栓塞的母亲，还是命运多舛的围生儿，都是在刀锋上逃生的"舞者"。临床上，一旦遇到上述危急重症，他们的生存权必将受到极大的挑战。如何让初为人母的产妇，获得日后抚养和陪伴孩子成长的机会？如何让身处绝境的围生儿，真正拥有这个世界的生存权？这对医学对医院和对医生们都是一个极其严峻的考验。性命攸关的此时此刻，任何捍卫生命、敬重生命的积极举措都是公道而令人首肯的，而任何轻视生命和放弃生命的念头，都是对法律和道义的践踏。医学的漫长发展之道，容不得我们在生命的尊严上有丝毫的打折。

第十三章

在遏阻"痴呆症"渐进性进程中，可以奏效的法子还不多

第一节　痴呆症可能成为一些老年人的"新伴侣"

痴呆症是由病程发展缓慢的渐进性大脑疾病所致的综合征。痴呆症的特征是大脑多种高级皮层紊乱，涉及记忆、思维、定向、计算、判断、语言和学习能力等方面。最常见的病理种类是老年期痴呆症，即阿尔茨海默病（Alzheimer disease, 简称 AD）。它是发生于老年和老年前期，以进行性认知功能障碍和非认知性的神经精神症状为主要特征的中枢神经系统退行性病变，占整个老年痴呆的 50%~70%。

此外，分别还有额颞叶痴呆和路易体痴呆等类型。它们也会分别给患者及其家属带来极大痛苦。尤其是在发达国家或其他已步入高龄社会的国家，其发病率都在明显增高。根据流行病学调查，发达国家 65 岁以上的老年人 AD 的患者发病率已达到 4%~8%，我国已达到 3%~7%，女性高于男性（约 3∶1）。随着年龄的不断增长，至 85 岁以后，几乎每 3~4 位老年人就有 1 名 AD 罹患者。据此计算，我国目前 AD 患者可能已接近 1000 万，成了一个较大的患病群体。AD 患者，病程一般为 5~10 年，最后多因肺部感染、泌尿系统感染和压疮等并

发症，告别这个世界。

事实证明，它已严重影响到许许多多家庭生活，给患者及其家属带来一系列精神情感和肉体方面的痛苦，因而，它已成为我们全社会广泛关注的一个热点。

第二节 痴呆症在临床上已很熟悉，认识上却还很陌生

一、阿尔茨海默病（AD）

随着对 AD 认识的不断加深，AD 可分为家族性 AD 和散发性 AD。家族性 AD 可能是一种常染色体显性遗传病，多发病于 65 岁之前。目前发现可能是 21 号染色体的淀粉样前体蛋白基因和位于 14 号染色体上的早老素等基因（可能是家族性发病的相关基因）发生突变所致。至于散发性 AD 虽然候选基因众多，但目前基本肯定有关的仅载脂蛋白质基因的携带者，他们可能是散发性 AD 的高危人群。

根据影像学资料统计显示，AD 患者的病理表现一般为大脑的体积缩小，重量减轻，脑沟加深变宽，脑回萎缩，颞叶特别是海马区萎缩。也就是说，大脑皮质出现退行性病变。

该病给患者及其家属带来了严重的痛苦，但其真正的形成原因却众说纷纭，可能因素和假说大致就有 30 余种之多，迄今仍莫衷一是。通过分类，大致认为可能与下列因素相关。

1. 家族史

绝大多数的流行病学调查提示，家族史是该病的危险因素，其遗传因素占比较高。多数学者发现患者家庭成员中患该病的危险率比一般人高 3~4 倍。经遗传学的深入研究，该病可能是常染色体上的显性

基因突变所致。

2. 与一些躯体性疾病有关

临床上发现，有甲状腺功能减退史者，患该病的相对危险度增高。AD 发病前曾有癫痫发作史、抑郁症发作史者发病较多。另外，根据流行病学研究提示，痴呆的患病率可能与水中铝的含量也有关，由于铝等神经毒素在体内的蓄积，加速了人体衰老而发生 AD。

3. 头部外伤

头部外伤主要指伴有意识障碍的头部外伤。经临床和流行病学研究，严重脑外伤可能是该病发生的相关因素之一。

4. 其他因素

免疫系统的进行性衰减，机体解毒功能削弱及慢性感染等，也可能是该病发病的潜在因素。

除了上述因素之外，根据最新研究，AD 发病可能存在一些诱发因素。最近有人在《英国医学》杂志发表的一项新研究成果指出并提醒人们，自己的记忆力可能会在长期单身生活的日子里悄然消失。芬兰科学家对 1400 多名参与者，进行了长达 20 年的随访研究，其结果发现，无论是因为找不到合适对象，或不想结婚，或者离婚、丧偶等原因，因长期单身，导致人的记忆力仿佛特别"脆弱"，年老后很易出现较严重的记忆损伤或失忆症状，且罹患老年痴呆的风险较高。与之相反，长期处在幸福的婚姻或是恋爱状态时，则有助于维持记忆力。夫妻与友人之间的沟通互助，不仅可以让大脑得到锻炼，刺激记忆力积极发展和维持，甚至可能填补常可出现的"记忆漏洞"。

因此，丧偶、独居等因素也可能是该病发病的诱因之一。

AD 发病较为缓慢或隐匿。患者及家属常常说不清楚起病的确切时间。开始主要表现为记忆力轻度受损，学习和保存新知识的能力下降，其他认知领域，诸如注意力、执行能力、语言能力和视空间能力，也可出现轻度受损，但尚不至于影响到其日常生活能力。

继而可表现为记忆力明显减退，对近事遗忘突出，对人和事物判断能力下降，患者不能对某一事件进行分析、思考、判断和处理。进而开始社交困难，不能独立购物或处理经济事务。情感淡漠，偶尔被激惹，常有多疑，有时出现定向障碍，对所处场所，有时定向困难，对复杂结构的视空间能力差，言语词汇变少，命名认人可能出现困难。

随着记忆障碍进行性加重，原已掌握的知识和技巧也随之出现明显的衰退，除找不到自己的房间或卫生间外，还可能出现失语失用，有时还可以出现强直—少动综合征。严重者还可表现哭笑无常、言语能力完全丧失，或终日无语卧床，与外界（含亲友）处于逐渐丧失接触能力状态。一般来说，处于该状态期的患者易于并发全身疾病，如肺部感染、尿道感染、压疮，以及全身性衰竭症状，最后大多因并发症不治而去世。

面对 AD 病的这一隐匿性发病、渐进性加重，以致最后衰竭或伴生并发症而死亡的过程，医学所可以使出的有效遏阻和干预手段并不多，可以确定能有效逆转其认知缺损或行为受损的药物还没有。可以说，在 AD 这种中枢神经退行性病变面前，我们的医学还是一个"低能儿"。甚至对其形成的真正的最终原因，我们都还不能确认，对于目前暂时发现的一些相关基因，也许还处在以管窥豹的状态。

除了上述大家较为熟悉的阿尔茨海默病外，还有我们不是那么熟悉、但临床上又偶可见到的额颞叶痴呆和路易体痴呆等痴呆症。

二、额颞叶痴呆（frontotemporal dementia, 简称 FID）

额颞体痴呆，也是中老年患者缓慢出现的一组与额颞叶变性有关的非阿尔茨海默病痴呆综合征。神经影像学显示，该类患者额颞叶萎缩，其发病约占全部痴呆病人的 1/4，发病高峰为 60 岁左右。

该病发病原因及其发病机制尚不清楚。病因可能为神经元胞体特发性退行性变化或轴索损伤，继发胞体变化。其发病基因，目前定位17 号染色体上，并证实可能与微管结合蛋白基因突变有关。

FID 的共同病理特征是额颞叶变性，在标本上的主要病理特征是脑萎缩，主要累及额叶和前颞叶，通常表现为双侧不对称性，多数患者大脑左半球受累严重，杏仁核萎缩较海马明显（因受损与阿尔茨海默病变性部位不同，故表现症状也有区别）。

发病年龄多在 40~70 岁，绝大多数患者在 65 岁以前发病。无明显性别差别，但也有个别学者报告女性多于男性。该病起病隐匿，进展缓慢，临床上以明显的人格、行为改变和语言障碍为特征，还可以合并帕金森综合征和运动神经元的症状。

FID 最常见的表现是行为异常，人格、情感和行为改变出现较早且突出，并贯穿于该病的始终。患者常常表现为固执，易激惹，或情感淡漠，之后还可出现举止不当、行为刻板，对外界漠然，无同情心，甚至与他人发生冲突行为。90% 的 FID 患者完全或部分缺乏自知力，尤其是男性患者，随着病情进展，患者也会出现认知障碍。与阿尔茨海默病的认知障碍有所不同，FID 患者记忆障碍较轻，尤其是空间定向保存较好，但行为、判断和语言能力明显出现障碍，患者变得不能思考，言语减少、词汇贫乏、刻板和模仿语言，甚至沉默不语。晚期患者可出现妄想以及感知觉障碍等精神方面的症状（故 FID 在精神分裂症中约占第二位，精神分裂患者也有颞叶结构缩小、额叶皮层结构紊乱和代谢降低等病理改变）。

原发性进行性失语，也是 FID 的常见发病类型。该类型多在 60 岁左右缓慢起病，表现为语言表达障碍，对话能力下降，语言减少并困难，语言和语法出现错误。晚期可出现行为怪异，但视空间、注意力和记忆力相对保留。一般认为该病预后不佳，病程5~12年，也多病故于肺部感染、泌尿系感染等并发症。

三、路易体痴呆（dementia with Lewy bodies, 简称 DLB）

除上述两种痴呆症外，还有一种神经系统变性疾病，即表现为波动性认知障碍、帕金森综合征和以视幻觉为突出表现症状的路易体痴呆。该病是近三十年来检出率较高并报道较多的一种痴呆症。有学者认为，该病发生率可能仅次于 AD，在神经退行性疾病所致的痴呆症中居第二位。一般认为，它占所有痴呆症的近30%左右。

与阿尔茨海默病和额颞叶痴呆一样，DLB 的发病原因和发病机制也尚未明确，只是通过流行病学研究，多为散发，似乎没有明显的遗传倾向。通过基因学研究，第4号染色体上的 α-突能核蛋白基因突变，或可导致蛋白折叠错误和排列混乱，待其发育至成年后，可能导致运动功能障碍，神经元内出现路易体（Leuy）等。

路易体，是1912年由德国病理学家 Leuy 首先发现并被命名的。它是一种见于神经元内圆形嗜酸性的包涵体，它们弥漫分布于大脑皮质，并深入边缘系统（海马和杏仁核等）的黑质或脑干其他核团。20世纪80年代，通过细胞免疫染色法发现 Leuy 体内含有泛素蛋白。之后，又用抗 α-突能核蛋白抗体进行免疫标记，从而大大地提高了诊断率。

DLB 的发病年龄在50~85岁之间，临床表现可归结为3个核心症状：

（1）波动性认知障碍。其认知能力损害常表现为执行功能和较突出的视空间功能障碍，而近事记忆功能早期受损较轻。AD 的认知功能障碍是渐进性恶化的病程，而 DLB 则具有波动性，患者常出现突发短暂的认知障碍，可持续几分钟、几小时或几天，之后，又可戏剧性地恢复。

（2）视幻觉障碍。其中 50%~80% 的患者在发病早期有视幻觉，幻觉内容常活灵活现，有些甚至是较为愉悦的内容（如幻视到年轻时恋人的出现）。其视幻觉常夜间出现，有时听幻觉和嗅幻觉也可存在。到发病后期，患者往往无法辨别幻觉和真实，对于家人的否定会表现得很生气。

（3）帕金森综合征。主要表现为运动迟缓、肌张力增高和静止性震颤，但与典型的帕金森综合征比较，DLB 的静止性震颤相对较轻。

该病预后欠佳，患者发病后，寿命预期为 5~7 年，最终死因为营养不良、肺部感染和压疮等并发症。

上面所述的三种痴呆症，是我们临床上常见的三种主要老年性痴呆症，都属于神经系统退行性疾病。三者的共同发病特点是发病隐匿，病程较长（相对 AD 和 FID 而言，DLB 病程稍短，但至少也有 5 年）。实验室大多没有特异性检查方法作为诊断依据，而 AD、FID 二者均有影像学改变，有大脑皮质某区域萎缩、脑回萎缩等，且三者都多有代谢性水平下降的病理变化。三者在诊断上，主要是根据其不同的临床表现，如不同的认知功能缺损外，并辅以精神行为异常状况加以鉴别。

第三节　痴呆症给人们提出了极大的挑战：医学并非无所不能

　　上述三种老年阶段出现的痴呆，几乎所有病因都不明确，其发病机制也尚未确认，引导病程逆转的有效手段几乎没有。因此，几乎可以说，在临床上，医务工作者们遇到这类神经退行性病变时，常会颇感棘手，乃至束手无策。在对它们的认识和治疗上，我们还只是一个"启蒙者"。目前已发现的一些相关基因，也许我们还处在以管窥豹、盲人摸象的阶段，还不敢轻易就下结论说，它们的突变是产生这些痴呆症的决定性因素。如果用更科学和更严谨的态度来表述，我们对这类疾病或许还停留在"未知"的阶段更为合适。即使准确地找到了该病的发病基因，其精准有效的治疗措施也许还需要漫长的探索，因为凡是生物，出生与死亡、进化与退化，就都是必然的不可逆转的过程，任何与它的抗衡行为，都难免是"背道而驰"。像痴呆症之类的疾病，其大脑皮质出现了严重的退行性变化和萎缩，若要通过人工干预的办法，将其过程逆转，以致恢复常态，至少在目前状态下是不够现实的。

　　即使科技高度发展到未来的一定阶段，也许人们可从发病源头上找到真正病因后去"预防为先"，或有的放矢地减缓退行性变化的速度，从而缓解其病情，这或许是可以期待的。尽管如此，也不可能做到使其丝毫不发生变化而让生命永恒。虽然，在维护人们的健康水平上，没有医学是万万不行的，但我们也不得不客观而坦率地承认：医学并非无所不能，它还真存在着不少短板，况且，有些短板或许难以轻易补长。

　　然而，在此有一点，可能必须引起我们的高度重视。随着我国建设现代化国家的预期目标越来越近，我国的人口预期寿命将越来越长，老年人人口会越来越多，罹患痴呆症的患者也会不断增加。固然，对于痴呆症，目前在生物医学的模块上，人类的发言权还不多，也就是说我们还没有特别有效的方式，从生物学的角度去改变痴呆症许多，但在社会学属性方面，我们可用心去做的或许还有不少。从社会和伦理的角度出发，让痴呆症患者在罹患该病后，获得必要的人格尊重，这是在尊重生命和敬畏生命的社会道德框架里，他们所应该拥有的一种权利。例如，患者如果在记忆力、注意力、语言能力和视空间能力等方面不同程度受损的情况下，他们可能会一时表现出许多令人难以理解或有失尊重的行为，此时此刻，我们的家庭和社会都有责任在换位思考的基础上去理解和尊重他们，支持和帮扶他们；当其并发全身性疾病，出现压疮、感染或全身功能衰竭时，他们有权利得到他人或相关社会机构的热情看护。我们的社会有义务在制度、机制和社会道德层面，使患者在有生之年，像昔日健康时一样获得同等的关心、关爱和尊重，拥有整个人生完美的尊严。这不仅能给患者本人增加一种无价的慰藉，也将会减少当下的健康者们触景生情地滋生对自身未来的担忧，从而在心底里获得一份温暖的释怀。

对此，我们这个社会和社会上的每一个人，都无权且不应该置身事外。

第十四章

距谈癌不"色变"的日子还会有多久

第一节　癌症已成为威胁人类健康的"公敌"

癌症是人们在谈论健康与寿命的问题时绕不过去的一个重要话题。

根据世界卫生组织公布的数据表明，全球每年至少有 1400 多万新发癌症病例，其中不少于 880 万的患者死亡。这几乎相当于一个中等规模的国家人口。

针对这个"公敌"，如果不采取有效措施加以干预，预计到 2030 年，每年将出现 2100 多万新增病例，死亡人数或将达到 1300 多万，而中低收入国家或将成为癌症的"重灾区"。目前，即使号称科技最为发达的美国，在每年的死亡病例中癌症也是第二致死原因。

我国在 20 世纪 70 年代，癌症居致死原因的第三位，但到 20 世纪 90 年代便上升为第二位，到 2000 年，它就居城市地区各类死亡原因之首了。根据国内近年报道，我国每年大约新增病例 300 万，即每分钟有 6~7 例被确诊，每天新发病例近万人，每年因癌症死亡的人数约 270 万人。

该病由于发病率高、死亡率高，晚期症状痛苦，特效的治疗方法和药物较少，使不少人"谈癌色变"。

癌症是一种可发生于不同年龄层的疾病，随着年龄增长而有所增加。一般认为，从40岁之后发病率会快速增加，到80岁时达到发病高峰。不同国家和地区，癌症的发病种类和死亡率均有所区别、发达国家中男性最常见的新发癌症是前列腺癌和肺癌，女性则为乳腺癌和结直肠癌；发展中国家的男性，最常见的新发癌症是肺癌和胃癌，女性则为乳腺癌和宫颈癌。从地域来说，澳大利亚、新西兰、北美地区发病率最高，而中非最低，死亡率则南非最高，中非最低。我国最常见的癌症是肺癌、胃癌、结直肠癌、肝癌、乳腺癌和食管癌，目前我国发病率高于亚洲平均水平，处于全球中等偏高水平。

据报道，全球有20%~30%的人处在患癌风险中。基于癌症的巨大危害性，全面攻克癌症，在近半个世纪以来，几乎成了全人类共同的攻关目标。

20世纪60年代后期，尼克松在竞选美国总统时，曾把人类送上月球和攻克癌症，作为当选总统后的奋斗目标，并信誓旦旦地做了承诺。在1970年前后，宏大的阿波罗登月计划如期得以实现，美利坚合众国的国旗如愿地被插在了月球上，但攻克癌症的诺言却未能如期兑现。时至今日，尽管半个世纪过去了，但癌症仍让人们"谈癌色变"。可见人类共同面临的这种恶疾是何等顽固难克！

第二节　癌症目前还是一头尚未被摸透习性的"怪兽"

癌症属于恶性肿瘤的范畴，它一旦形成和被确诊，将可能对人体带来较大危害，所以全世界的人们对它都予以高度警觉。

一般认为，肿瘤是一类古老的疾病，且几乎所有动物和植物都可能出现肿瘤。根据肿瘤的生物学特性和对机体的危害程度，一般将其分为良性肿瘤、恶性肿瘤以及介于二者之间的交界性肿瘤。恶性肿瘤一旦形成，便不受机体有序控制而自主性生长，并对邻近正常组织进行侵犯，乃至经血液、淋巴转移至全身，直至机体死亡。

大概在公元前 1500 年，人类对癌症就有了认识和表象上的描述。3500 年前，我国殷商时代的甲骨文中就出现了"瘤"字。西汉时期书籍记载：嵒，肿也。凹凸起伏如山岩不平者，谓之嵒（嵒与岩通用）。在欧洲，2000 多年前，古希腊的希波克拉底描述恶性肿瘤，形似螃蟹，无限制浸润生长，向四周扩散且难以消除，并用"Crab"（蟹）来命名，最后演变定名为今天的"Cancer"。

不过，人们真正重视癌症的研究则始于细胞被发现和电子显微镜的发明。在这之后，人们才真正开始了在细胞和分子的微观水平上，对癌症产生的原因进行探讨并进行治疗方面的尝试。

近几十年来，人们通过对癌症的多维度研究，达成了共识性较高的见解：癌症是一种多基因突变、多因素参与、多阶段演变的综合性复杂病症。

一般认为，癌症的发生主要可能与遗传和环境等的综合作用有关，其中约有 80% 以上由环境因素（含内外环境）引起，或与环境因素密切相关。外部环境因素多种多样，主要包括化学因素、物理因素、生物因素以及人们的生活方式等，而化学因素则可能是最主要的致癌因素，约占外部环境因素的 90% 左右。

癌症的发生是由多病因影响、多基因突变所致，但它在形成的整个过程中，又大致可分为启动、促进和进展（演变）三个阶段。外在的环境因素可能是肿瘤发生的始动因素，而遗传、免疫乃至营养等内在因素，则可能是癌症发生的前提和基础。

外部环境因素中的化学致癌物不可掉以轻心。目前，已经经动物实验证明了 200 多种物质是化学致癌物，包括烷化剂类、多环芳烃类、芳香胺类、偶氮染料和亚硝基化合物等几类化学致癌因子。如我们日常生活中若摄入过多的黄曲霉素，或可诱发肝癌；吃过多含亚硝胺盐的熏制肉类食品，或可诱发胃癌和食管癌；过多的嚼食槟榔，或可诱发口腔癌、喉癌、咽癌等。

另外，在科技高度发展的今天，物理因素也是不可忽视的。诸如电离辐射、紫外线辐射等环境的出现，让人们不断身处其中的机会大量增多。其中，电离辐射可能是最主要的物理致癌因素之一。许多医源性暴露，如影像诊断中的断层扫描（CT）、磁共振成像（MRI）等，或核医学、肿瘤放射治疗等，若频繁地出入其间，易于引起白血病、甲状腺癌、皮肤癌、骨肿瘤等的发生。与此同时，包括某些病毒、细菌等为主的生物因素，亦或具有一定的致癌作用。如 EB 病毒与鼻咽癌，幽门螺杆菌与胃癌，人乳头瘤病毒与宫颈癌等，经许多实验室研究和临床流行病学调查证明，二者具有高度相关性。

另外，最值得我们高度重视和警惕的是我们人类自身的生活方式。生活方式属于广义的环境因素范畴，它或许与多种肿瘤发生密切相关。

根据 2010 年 WHO 调查结果显示，目前有 9 种生活方式与癌症发生高度相关。包括饮食习惯不合理、吸烟、过量饮酒、缺乏体育锻炼、居室内外环境污染等，其中高脂肪、高蛋白和低纤维素饮食习惯，可能是大肠癌、胃癌等发病的高危诱发因素，频繁饮酒可能引发肝癌和口腔癌发生。

当然，虽说一些环境因素具有极大的致癌性，但大多数只处于诱发状态，最终还是要通过人体的内因而起作用。这就是说，许多人同时处于癌症高发的环境中，但为什么只是其中极少部分人患病，而其他人却安然无恙？如我们日常生活中吸烟的人并不都患肺癌，有乙肝、丙肝的人只有极少量的人患肝癌一样，说明还有复杂的内在因素在最终起作用。这就印证了一位伟人的哲学名言：外因是变化的条件，内因是变化的根据，外因通过内因起作用。

目前，被人们公认的人类肿瘤发生的内在因素，主要是包括遗传因素、免疫因素、营养因素和激素因素等。

首先是遗传因素。从流行病学来看，一些癌症发生存在一定的种族差异和家族差异，这表明肿瘤的发生与遗传有关。作为个人的遗传特性是决定肿瘤易感性的重要因素。

经过长期研究，人们发现，与肿瘤发生有关的遗传因素，主要可能包含两个方面：一是癌变通路上的抑癌基因和原癌基因等的种系突变；二是一些影响个体对环境致癌因素敏感性的遗传变异。事实证明，癌变通路上的抑癌基因和原癌基因的先天性异常，可导致受累个体出现某种遗传性肿瘤综合征，而遗传变异，或遗传多态性则一般暂不显现疾病表型，但可导致其成为携带者，继而对环境因素致癌作用的敏感性升高，从而使其发生肿瘤的风险显著增加。

其次是免疫因素。人体的免疫系统是人体的保护系统，具有免疫监视和免疫防御功能。在正常情况下，倘若肿瘤细胞一旦出现，就有可能早期被免疫因子发现并被及时作为"异己分子"将其清除。而且，肿瘤细胞在体内或是经常发生和存在的，但由于体内"雷达般"的免疫监视和"导弹般"的免疫防御，能将其及时发现和歼灭，于是便使绝大多数人并不发生肿瘤，只有当机体免疫功能低下或受抑制时，肿瘤发生率才会明显增高。这就是为何器官移植后应用大量免疫抑制剂的患者，其癌症发生率是正常人的 100 倍，其原因可能就在于此。

　　再次是营养因素。根据流行病学调查发现，人体因营养状况差所致的营养素、维生素和微量元素的长期缺乏，可增加一些肿瘤的发生率。

　　最后是激素因素。某些激素水平长期过高，可刺激机体的靶腺体或靶器官，促使某些肿瘤细胞在高水平的激素状态下不断自主生长。诸如发生在女性身上的乳腺癌、卵巢癌和发生在男性身上的前列腺癌等。

　　恶性肿瘤的病因多种多样，但不外乎主要是外因和内因共同作用的结果。虽然外部环境因素导致肿瘤可能发生的风险是80%~90%，但环境因素仅仅是肿瘤发生的始动和驱动因素，而个体的遗传等内在因素则是肿瘤在分子水平上最直接的导因。处在相同环境下的不同个体，可表现出迥然不同的肿瘤易感性，造成这种现象的主要原因应该是基于机体的遗传差异。目前认为，肿瘤的最终发生是由于多种基因结构和表达的变异引起的多阶段过程，一般将其分为启动、促进和进展（演变）三个阶段，而其中每一个阶段几乎都与一定的基因变化密切相关。

　　其一，癌症发生的启动阶段，或叫初始阶段。这个阶段是正常细胞经致癌因素作用后发生基因突变的过程。一般认为此阶段比较短暂，在致癌物进入人体、经过活化代谢后，与细胞膜和DNA或蛋白质发生相互作用，从而造成基因结构和功能的改变，继而导致细胞增殖和分化异常。此时的基因变化，或是其碱基的顺序排列发生变化（多由于外来致癌因素引起细胞基因改变），抑或是基因的碱基对顺序并未发生变化，而是由于某些基因结构异常，使基因调控和表达发生变化，导致细胞持续增殖和分化异常。

　　从目前的研究来看，该过程一般被认为是难以逆转的，但笔者认为，从理论上来看，并不一定是绝对无法干预的，因为在常态下，人体一系列自我修复机制或防御监视因子，往往可以被迅速激活而进行及时纠正和修复，只有在自我监视系统和修复机制都处于沉默和忽视状态，才会毫无反应，任其发展。

其二，癌症发生的促进阶段。该过程发生在基因改变而又没有得到体内相关因子的及时干预和遏制，反而在促癌因素等的作用下，发生选择性克隆扩增，并获得肿瘤细胞的某些表型后，出现在形态学上可鉴别的肿瘤病灶，并随着时间的不断延长，细胞由受损基因不断累积，造成细胞的不可逆转和功能异常。在此过程中，如果它完全逃脱人体防御肿瘤的一系列免疫监视，便会径直进入细胞增殖失控阶段，即会逐步呈现恶性肿瘤的表型。

其三，肿瘤发生的进展（演变）阶段。当细胞开始出现核型不稳定性和染色体异常时，显示其 DNA 损伤及修复机制出现缺陷，其原癌基因、抑癌基因和细胞周期调节基因的结构及表达水平几乎都出现了一系列有利于肿瘤细胞扩展和演变的状态。

当然，上述的研究结果，还只是当下的阶段性总结，还不能说是最终定论，还有不少未知的成分需要进一步探索。

第三节　癌症在机体上要真正"长"成，大多需"过五关、斩六将"

从对癌症发生过程的初步认识来看，为了预防癌症的发生，人们除了应该尽可能规避外源性环境因素的影响以外，其机体内潜在的至少几道生理屏障或防御机制，如果能及时各属其位，各司其职，则是有可能把肿瘤防堵在其形成的道路上的。特别是机体内不少矛盾体在发癌和抑癌的过程中，是在不断斗争着的。正常情况下，两者大多处于相对平衡状态，一旦外源性环境因素打破这种平衡，且同时机体内的平衡机制出现某种偏向时，其肿瘤易感基因就有可能发生突变，且冲破层层屏障，而最终发展演变成肿瘤。

一、基因的损伤与修复机制

从根本上来说，癌症是多基因突变引起细胞增殖和分化异常发生的疾病。

基因突变原来是生物界普遍存在的一种遗传现象，任何一种生物，任何一种生命个体，任何一种细胞乃至一个基因，都是可以随机突变的。这些突变往往是生物遗传性状多样性的根本渊源，并在一定程度上通过自然选择的作用而成为促进生物种系发育与形成的原动力。

但那些有害的基因突变，则对生物生存带来不利影响。特别是在DNA 的复制过程中，由于多病因的长期困扰，出现碱基对排列次序错误或某些基因结构异常，或外源物质造成对 DNA 的直接损伤。此时此刻，人体的细胞内原有的多种特殊蛋白质，如光复合酶、DNA 聚合酶等如能被激活，即会自发地分别对损伤的 DNA 进行光修复，或切除修复，或重组修复，从而使复制后的 DNA 结构恢复正常，并降低受损 DNA 在生物体内的比例，起到一定"稀释"有害突变基因的积极作用，相应减少因结构和表达改变的突变基因引起细胞异常增殖与分化的机会，最终在一定程度上防止癌基因突变的"扳机"被启动，而阻止其进入肿瘤发生的启动期。

二、癌 miRNA 与抑癌的 miRNA 的相对表达

目前发现类似的 miRNA 的靶基因高达两万多种，它们能通过基因调控来参与细胞增殖、分化、凋亡和免疫调节等生命活动。人们认为，miRNA 的突变、缺失及表达水平的异常，与人类肿瘤的发生、发

展密切相关。致癌的 miRNA 与抑癌的 miRNA 在许多癌患者身上分别有相对的表达。前者为过量表达时（表达水平高、类似于癌基因功能），可能参与肿瘤的增殖分化、凋亡及转移的过程；后者为表达量下调时，则提示其可能影响其抑癌基因的功能。由于其功能降低或缺失，会让突变基因进一步迈步在发癌道路上。反之，则情况恰恰相反，使其发癌基因在抑癌基因的控制下不能有所作为。

三、癌基因与抑癌基因的存在

癌基因分为病毒癌基因和细胞癌基因。细胞癌基因在正常情况下，是以非激活状态存在的，故又称原癌基因，其表达产物参与细胞增殖分化等重要调节过程。原癌基因一旦被激活，即成为具有转化活性的细胞癌基因。原癌基因在编码序列的特定位置上，有一个或几个核苷酸发生改变，是其被激活的主要方式，进而可引起细胞失控性生长，短时间内将有几千上万个基因扩增，导致肿瘤的发生。另外，其染色体上的基因易位（基因的正常位置被移动），也是原癌基因被激活的一种形式，在调控序列控制下，驱动淋巴细胞恶性增殖后，也可引发肿瘤。

任何有矛的地方就有盾，体内有原癌基因就有抑癌基因。正常情况下，二者处于相安无事的平衡状态，人体难以产生癌症。但由于某种因素激活原癌基因，且抑癌基因的抑制作用缺乏或失活，即可导致细胞增殖失控，促进肿瘤生长。其中，最为重要的抑癌基因是TP53 基因，一般情况下，若遇到机体内大量不可修复的 DNA 损伤时，TP53 则会适时启动细胞凋亡程序，清除不正常和有害的细胞，防止细胞向恶性转化。倘若该抑癌基因发生突变或与癌蛋白结合等形式而失活，则会失去其抑癌活性和阻癌屏障作用，并失去其对细胞周期控制作用，从而使恶性细胞被异常快速增殖，形成癌症。

四、两类代谢酶（Ⅰ相酶和Ⅱ相酶）的基因多态

上文讲到，在环境致癌因素的影响下，化学致癌物占极大比例。但环境中的化学致癌物，大多仍只属前致癌物，必须在其进入机体后，经过多种代谢酶的生物转化作用，才能使前致癌物变为终致癌物，并启动对相应靶器官的致癌效应。其中Ⅰ相酶参与致癌物活化过程，Ⅱ相酶则相反，参与致癌物代谢（使致癌物降解失去其致癌活性）过程。两类代谢酶的"致毒"和"解毒"的单独作用和交互作用的平衡，最终决定致癌物能否启动对靶器官的致癌效应。或者说，如果具有解毒功能的代谢酶表达水平高，则可截断发生致癌效应的链条而不会发生肿瘤。反之，则可能会发生肿瘤。

五、免疫系统是人体防控肿瘤的重要屏障和防线

当机体免疫功能下降，对肿瘤抗原的免疫应答反应低下时，则常常不能有效清除肿瘤细胞，使发癌率增高。而在肿瘤进行生长时，其机体或因免疫耐受和逃逸，使免疫监视和防御功能受到抑制，则可任其肿瘤细胞得以继续生长和增殖。

机体产生针对肿瘤抗原的适应性免疫应答，是免疫系统识别和清除非己物质的过程，包括细胞免疫和体液免疫。其中细胞免疫是抗肿瘤免疫的主力军，而体液免疫则是抗肿瘤免疫的同盟军。

目前，公认的是 T 细胞介导特异性抗肿瘤免疫，特别是 CTL（特异性细胞毒性 T 淋巴细胞），是特异性抗肿瘤免疫的主要效应细胞，当机体内突变的细胞凋亡或死亡后释放出抗原，刺激 CTL 等被活化和增殖，从而能高效地杀伤肿瘤细胞，而不损害正常细胞。

除了上述抗肿瘤特异性效应细胞外，还有非特异性免疫效应细胞，它在对抗肿瘤发生过程中也功不可没。它们主要有 NK 细胞（自然杀伤细胞）和巨噬细胞。当 NK 细胞被激活后，能迁移到肿瘤发生部位，杀伤其靶细胞。而巨噬细胞则可分泌 TNF 和 NO 等细胞毒性因子，间接杀伤肿瘤细胞。

六、BCL-2（抑凋亡蛋白）与 TP53（抑癌基因）

在肿瘤细胞形成后，设法加速其凋亡，也是防止肿瘤继续增殖的有效途径。

人们在实验中发现，在细胞凋亡过程中，BCL-2 家族蛋白主要调控凋亡信号的整合，而在乳腺癌等许多癌症的肿瘤细胞内，该蛋白表达水平显著升高，打破和阻止了细胞凋亡机制，使肿瘤细胞获得了生存机会。反之，TP53 基因则是导致细胞凋亡的重要载体，它被激活后，能防止恶性细胞生长和存活，在预防肿瘤时发挥关键作用。反之，当 TP53 表达基因发生突变或功能缺陷时，则使肿瘤细胞不易凋亡，反会大大提高癌症的发病率（一般认为该基因功能障碍者，约有 50% 以上可能发生癌症）。

上面提到的一些具有预防基因突变或细胞异常增殖而产生肿瘤的重要因子，在正常情况下，大多处于一种平衡或者静默的状态，使人体不发生肿瘤。一旦与其相对应的因子的平衡状态被打破或被激活，或致癌因子突变增加，或抑癌因子失活或缺陷，引起人体抗肿瘤免疫防线不攻自破，都会成为肿瘤形成的积极性因素。

因而在此可以谨慎地说，从某种意义上来看，癌症其实可能是全身性自身监控、防堵、修复等基因功能和免疫功能方面下降所致的局部性病变反应。

如果肿瘤进一步演变至恶化期，则会由于侵袭（肿瘤细胞通过各种方式破坏周围正常组织结构）和转移（癌细胞脱离其原发部位，通过各种途径转运至与原发部位不连续的组织，继续增殖生长，并形成同种病理性质继发肿瘤的全过程），逐步进入癌症晚期。随着肿瘤细胞增殖速度的继续加大，将给患者带来极大的痛苦，以致最后死亡。

第四节　面对癌症的威胁，恐惧于事无补

一、与其"谈癌色变"，不如防御为先

既然癌症是给人们带来极大痛苦，且死亡率很高的一种恶疾，那么，我们人类在追求健康和长寿的道路上，就要尽可能避免与它"结缘"。

任何疾病都应是防重于治，癌症更不例外。从遗传学和流行病学的视野出发，在地域性或家族性方面有某种高危风险的人群，就应设法避免长期处于相关的外部环境下。虽然对于遗传的易感基因，我们暂时无法完全改变它，但影响它突变的外源性因素，我们是可以尽量控制的，特别是避免或尽量减少与危险的化学、物理因素的长期接触，以及不良生活方式的坚定性改变，则将会大大减少或降低肿瘤基因的发生，从而降低患癌风险。

此外，一般来说，某种因素导致体内基因突变时，体内各种屏障将产生积极防御作用，或使损伤基因得到及时修复，或使突变的基因加速凋亡，或被其直接杀死和吞噬，或在某种良性因素调控作用下，使其突变细胞增殖停止在"限制点"（细胞分裂周期中，DNA合成前期在G1期的一个决定点），让细胞进入G0期的安静状态等。机体的

这些潜在目标的实现，除了与人体的遗传因素有关外，肯定还与机体长期的免疫因素（或是极为重要的关键因素）、营养因素等密切相关，而且平衡的饮食习性、有序的生活方式和长期的锻炼等，都是减少和阻断致癌因子发生和存续、甚至蔓延的重要辅助手段。

另外，良好的心理活动和乐观的精神状态，也是预防癌基因激活或逆转发癌进程的要素。每日郁郁寡欢、心情抑郁的人，易于被"癌症"逮住，即使发现了癌症，心情乐观者也有益于康复。社会上流行有三个 1/3 的说法：癌症患者 1/3 是真正病死的，1/3 是病急乱投医而误治致死的，还有 1/3 是"谈癌色变"恐惧而死的。这些说法虽有些偏颇，但不一定没有道理。确有少数患者被确诊后，几乎一下就精神崩溃，没多久就被击倒了。在体检前原本还是好好的，还乐呵呵地在上班。虽然历史不宜用虚拟语气，但假如该患者的癌症漏诊没有被检出，没准他（或她）好长时间之后都还在快乐地工作着哩。

二、人与癌症的较量难以速战速决

从癌症的发生、发展、演变及其发病机制来看，它不是外界传播给人类的灾难，而是主要由内在基因突变衍生的"魔杖"。几千年来，它，一直是人类健康的挑战者，只不过绝大多数人直到离开这个世界时都不知道罢了。

一般来说，它在宿主体内常常"神不知，鬼不觉"地偷偷出现时，多被人体内的抑癌基因、自然杀伤细胞、CTL 或其他免疫卫士们悄悄地抑制和消灭了。这时候，"癌"只是人的一种"隐性挑战者"角色。只有当其突变基因的大量累积，并促使细胞异常分化增殖，而且"过五关斩六将"，不断闯过人体免疫防线，临床表现外显，进而形成人体某部位的原发病灶时，癌症才会变成人们的"显性挑战者"。也只有在此时，患者们才会大梦初醒，意识到癌症这只猛兽已经大张旗鼓地闯入到自己的"家园"来挑衅和较量了。

实质上，癌症发病无老少，人体几乎在各个阶段都可发病。在健康人群中，在其机体内，有时也会有原癌基因被激活和抑癌基因的先天性异常，导致个体出现基因突变，而出现肿瘤综合征。或者说在某种外因作用下，可引起某些突变基因的始动和驱动，使多种基因结构和表达变异，形成肿瘤细胞的异常分化和增殖。在癌症的基因启动阶段，如果人体"雷达般"的免疫监视系统和"导弹般"的防御系统，能够及时发现恶变了的"非己"，并发挥杀灭或凋亡作用，及时将其清除，使其不致发展成为外显的"癌"，那是最好不过的了。事实上，几乎每个人都可能在不同时期出现过基因突变，并形成过"癌"或准癌细胞，但最后绝大多数都能在体内的监视和防御系统作用下，不显山不露水地被及时歼灭了，因而让我们绝大多数人都"是"或"曾经是"挑战癌症的战胜者。

只有极少数人从确诊已患癌症的那一天开始，才正式成为了癌症这个显性挑战者的公开叫板对象。被正式挑战的个体，能否勇敢地面对并正式接受其凶猛的挑战，成为最后胜利者，是对每一个确诊者的全方位考验。

既然被"叫板"，被挑战，就终有胜负。可以说只要疾病还没发展到不可收拾（即大面积侵袭或转移。不过，临床上也有一些癌症向周围侵袭和转移的患者最后成为多年"携瘤生存者"的案例）的阶段，体内仍存在一定的免疫调节功能、战胜挑战者的强大自恃力（两军相逢勇者胜），加上恰当的战略战术（适当的治疗方法的选择），患者就有可能再一次成为战胜对手的成功者。

当然，这可能不是一个速战速决的过程，即使取得了阶段性胜利，还可能会遭其反扑。只有在原发病灶已被牢牢管控，转移倾向已被有效遏阻，全身免疫系统被重新唤醒，抑癌因子们被广泛激活，一些曾蠢蠢欲动的具有突变恶化倾向的因子被乖乖地"催眠"后，才可以说最后的胜利属于自己。

鉴此，我们不妨将其推而广之，若上述有效步骤能够到位，或者上述目标全部实现，则恰恰可能是我们人类管控癌症、把胜利的旗帜插上其顽固堡垒上面时刻的到来。

相信这一天肯定会到来，但同步到达的时间可能不会太短。

三、早期癌症筛选的可靠性可能要打折扣

针对特定高风险人群，筛选癌前病变或早期肿瘤病例，抓住肿瘤治疗的最佳时期，使部分患者得到及时有效的治疗而康复，这种措施在预防医学上属于二级预防，也称发病学预防。

但在严峻的现实面前，不得不说我们理想很丰满，现实却很骨感。

在肿瘤形态学上，当肿瘤直径达到1~2毫米时，经微循环渗透提供的营养物质，早已不能保证肿瘤细胞的旺盛生长。此时，出于恶性肿瘤无序增殖的强烈需求，在各种血管生成因子的作用下，为肿瘤提供营养的肿瘤血管即已逐步形成。当肿瘤血管形成后，不仅有利于原发肿瘤细胞本身的增殖和生长，也为肿瘤向周围侵袭和不连续组织的转移创造了必要条件，并贯穿肿瘤转移的全过程。而在磁共振（MRI）下原发性肝癌要长到5毫米时方可显影被发现，原发性支气管肺癌在断层扫描（CT）下，要长到10毫米左右，方能被捕捉。而临床筛选大多又只有在影像诊断可疑的情况下，才会进一步做病理学检查或肿瘤标志物检测。

所以说，第一，更早期的癌症或较小的病灶并不太容易显影；第二，在影像学筛选时，一旦被发现则大部分已经是癌症病灶完全形成期。被确诊的肿瘤看起来似乎是较局限的肿瘤，其实部分肿瘤细胞通过诱导建立的适合于自己生长的微环境，或早已暗暗地发生了滋生潜长和向远端渗透和转移，这可能是临床上许多人被认为是早期没有扩散的癌症，在所谓"及时"施行手术后，而在不太长的时间里，又复发并发现转移的根本原因所在。

至于有些"沉睡着"的肿瘤，或称为"懒癌"，或被认为在细胞分裂"限制点"被机体防御系统等阻断而"静止"的癌，有没有必要检查叫"醒"，一律进行所谓手术根治术，早被许多有识之士提出了异议。

国外有许多报道，一些高龄患者因其他原因去世后，做尸检时发现其中有许多人患有多种不同的癌症，但在去世之前，其本人却从来没发现自己曾患癌症，说明临床上确实存在许多"健康"的带瘤生存者。

根据美国的研究者报道，他们给许多去世的高龄老人做 2.5 毫米厚切片检查，发现有 36% 左右的人患有"静止期"的甲状腺癌（如做 0.5 毫米厚的切片检查，则发现率更高）。另外，在对死于非癌症的 30~50 岁女性乳腺组织切片检查中，发现 40% 左右的妇女患有乳腺肿瘤。这一些"懒癌"就一直静静地躺在人体内，以致终身竟没被发现，也没曾给人体带来因癌症所引起的"额外"痛苦。

可见对于癌症的发现和处置，我们可能还有许多方面需要重新审视。

四、厘清癌症的患病率和致死率越来越高的认识误区

关于患癌率和死亡率越来越高的问题，我们可能需要做辩证分析。由于化学和物理致癌因素的大量出现，以及人们不良生活方式的显现和固化，易感人群的患癌率确实在不断增加。但我们也必须同时看到，

癌症毕竟属于一种退行性病变，随着年龄的不断增大，一般认为从 40 岁时开始逐步增加，到 80 岁时会出现患癌高峰。

随着我国生活水平的提高，人们的预期寿命也在不断地延长。高龄社会已经到来，我国现有 2.3 亿老年人，因而在高龄人群中发现癌症的概率也会明显增加。同时，随着医学科技水平的进步，使许多原本不能被发现的癌症变成了可能，癌症检出率即在不断增加，这可能是前面所提及的发达的北美国家和澳大利亚、新西兰等地的患癌率和死亡率明显高于经济和社会都较落后的中非的原因之所在。因此，在社会发展的某个时段里，总人群中的患病率和死亡率不断有所提高，也许是暂时不得已的自然现象，不必过于为之惊慌。

通过上述讨论后，我们知道，对于癌症这个人类的公敌，我们不能企求在短时间内就能将其一举歼灭，但也大可不必"谈癌色变"。一个人是否最终罹患癌症，80% 的概率握在自己手中。无谓的恐慌、盲目的检查和过度的治疗都将于事无补。我们坚信，对于攻克癌症，足下有路，只是并非坦途。在坎坷和曲折的防癌、抗癌道路上，人类必将迎来一抹朝霞！

面对癌症这头"怪兽"，尽管当下还很无奈，但它必将有一天被人类所降服。

然而，黎明之前是黑暗。不少癌症患者，被确诊后，往往一时处于身心困境之中。一方面肿瘤细胞冲破人体的免疫屏障在无序生长并蚕食着人体的某些组织或器官；另一方面还在精神层面严重冲击着人们的心理防线和阵地，残酷地置人于短暂的心理低谷，使许多患者似乎瞬间感觉到，自己一下成了健康的"失败者"和生命的弱者，也似乎成了需要求助的怜悯者和同情者，部分人一时的心理痛苦甚至远超过其肉体痛苦。通常患者被确诊后，往往会有三种转归：其一是通过正确的治疗，使病情得到有效控制或获治愈，重新复归社会；其二是通过积极治疗，使病情得到一定缓解和稳定；其三是病及晚期，终成不治，处于此种状态的患者，其生命的尊严受到最严峻的挑战和考验，此刻，患者的家属、社会和医生都有义务对其加倍关爱。

应该说，无论是患者最后病情稳定而继续"生为过客"，还是走向不治而"死为归人"，获得必要的尊重和尊严，无疑都是他们原本就应该拥有而且更为需要的权利，容不得任何人有意或无意的藐视，甚或无端的践踏。

第十五章

危急重症永远是块难啃的"硬骨头"

第一节　危急重症令人们分秒不可懈怠

危急重症是对人类生命威胁最大的病势急、病情重、危险程度高的一类特殊病症，如果不进行及时和正确的抢救，大多即可酿成死亡的危险。诸如心脏和呼吸功能衰竭、各种休克、脑功能衰竭、肝肾功能衰竭等。

临床上，一旦出现危急重症，抢救病人便刻不容缓、分秒必争。目前我国具有共识的急救医疗服务体系（EMSS）是院前急救、医院急诊、危重病监护三位一体的模式。应该说，通过几十年医疗急救体系的强力建设，我国急诊医疗抢救水平业已得到显著提高。随着急诊机构的设置、三级以上综合医院急诊危重症监护病房（EICU）的建立、各种必要的诊断设备和急救设施的齐全配备，以及住院部相关科室危重监护单元（ICU）的组成等，我国的危急重症抢救水平获得了长足进步。

然而，我们不能不清醒地认识到，由于危急重症往往发病复杂、时限急迫、多器官相关，抢救难度较大，无论医疗条件多么优越，抢救设备多么先进，急救技术多么高超，都难以确保出现零死亡率和零致残率。这是目前全世界都无法掩饰的残酷现实。

人类在与严重危害自身生命的危急重症做斗争的过程中，也在不断摸索抢救该类病症的特殊救治规律和方法，并试图逐步降低死亡率，以挽救更多濒临死亡边缘的宝贵生命。

一、多器官功能障碍综合征是座难克的堡垒

多器官功能障碍综合征（multiple organ dysfunction syndrome, 简称 MODS）是创伤、感染及休克后最严重的并发症。它是在原发病变基础上，相继 2 个及其以上器官出现的功能性障碍，继而恶化为多器官功能衰竭（简称 MOF）。其死亡率极高，死亡人数可占整个 ICU 死亡人数的 50% 以上，如有 3 个器官相继衰竭的死亡率则 > 80%，4 个以上器官衰竭者，则临床上很少存活。在当今外科 ICU 病人的死亡原因中，MODS 排位第一。

临床上，根据其发病形式，可分为两种类型。

（1）单相速发型（原发性 MODS）。该型一般是指由原始病因直接引起 2 个以上器官功能障碍。例如，患者在休克 12~36 小时内发生呼吸衰竭，又序贯性地发生肝、肾或凝血等器官（或系统）的功能障碍，其病变的进程通常只有一个时相，故称为单相速发型。

（2）双相迟发型（继发型 MODS）。患者在原始病因作用下，经治疗后病情得到缓解，并相对稳定，但在数天后继发严重感染，即遭受"第二次打击"，进而发生 MODS，发病过程有两个时相，故称为"双相迟发型"。

如此严重的病症，自然会引起医学科学家们的高度重视。自 1973 年 Tilney 首次提出了序贯性系统衰竭的概念后，人们逐步对其如何早期识别、早期诊断以及早期干预进行了系统研究，并因此为提高其临床疗效奠定了基础。

但令人遗憾的是，MODS的发病机制迄今尚未得到完全阐明。根据初步研究，人们认为，它的形成可能与下列因素有关：①组织缺血再灌注损伤；②炎症反应失控；③肠道屏障功能破坏；④细菌毒素；⑤二次打击或双相预激；⑥基因调控等。

但不难看出，上述因素应该有重叠关系或相互关联的现象存在。

无论发病机制如何，序贯性引起各系统、器官功能障碍（衰竭）是不争的事实。

根据临床统计，在MODS患者身上的肺衰竭发生率最高，发生率约为83%~100%。MODS患者往往最先出现急性肺损伤，在严重创伤和感染后24~72小时内，出现肺衰竭，重症患者表现为急性呼吸窘迫综合征，其病情十分危笃。

此外，常可出现肝衰竭。MODS的肝衰竭发生率高达95%。一般在创伤后5天左右出现，8~10天达到高峰，多与全身严重感染有关。该时段的患者常出现黄疸，其血清谷丙转氨酶、谷草转氨酶，或碱性磷酸酶几乎都超过正常值的2倍以上，并可能出现肝性脑病。此时，肝脏的黄嘌呤氧化酶含量也较高，在肝脏缺血——再灌注损伤时，可释放大量氧自由基，不断损伤和破坏肝细胞。

另外，也可相继发生在肾脏，即急性肾衰竭，发生率仅次于肺和肝，约占40%~50%，急性肾衰竭多发生在创伤的第5天后。严重感染、创伤、休克等急性危重病早期，可出现功能性急性肾衰竭，但随着病情进一步恶化，常可酿成器质性急性肾衰竭。

除上述器官外，循环系统、胃肠道系统及凝血系统，序贯性受损的概率也很高。

目前，对于 MODS 尚无特效的治疗方法，对相应器官功能的严密观测和支持，仍是 MODS 的主要治疗措施，积极预防 MODS 的发生和发展仍是降低其死亡率的最重要方法。MODS 病情十分复杂，往往涉及多器官（系统），治疗中矛盾多。可以说，临床上尚无固定的治疗模式，一般控制原发病，祛除诱因，合理使用抗生素，加强器官功能监视、支持和保护，改善氧代谢，纠正组织缺氧，加强全身营养和代谢支持，适当的免疫和炎症反应调节治疗，以及根据辨证论治原则和"急则治标""扶正祛邪"的精神，尝试运用中医药治疗等，是常用的治疗手段。

但人们发现，即使当下医疗条件大为改善，抢救技术日益进步，但与过去比较，序贯性 3 个以上器官衰竭导致的死亡率并无明显降低。可见，我们医学道路上遇到的这座堡垒是何等的顽固难克！

二、心脑所引发的危急重症病势凶险

（一）心脏骤停及心脏性猝死

心脏骤停是指心脏的节律性收缩和舒张的功能停止，其射血功能突然终止的一种严重状态。

心脏骤停发生后，由于脑血流突然中断，10 秒钟左右患者即可出现意识丧失。经及时救治可获存活，否则，将发生生物学死亡，且罕见自发逆转而恢复正常者。

导致心脏骤停的病理生理机制最常见为快速性室性心律失常，其次为缓慢性心律失常。心脏骤停是心脏性猝死的直接原因。

心脏性猝死是指急性症状发作后 1 小时内发生的、以意识突然丧失为特征的、由心脏原因引起的死亡。其发病特点有三：①死亡急骤；②死亡出人意料；③自然死亡。

从其临床来看，无论患者是否有心脏病，其死亡时间和形式均难以预料。近年来，随着我国心血管病发生率的增高，心脏性猝死的发病率也随之增加。根据有关资料显示，我国每年心脏病猝死率很高，总人数达 54 万人之多，且男性高于女性。

绝大多数心脏性猝死发生在有器质性心脏病的患者身上。西方国家心脏猝死中约 80% 由冠心病及其并发症引起，这些冠心病患者中，约 75% 曾有心肌梗塞病史。心脏梗塞后，LVEF 降低是心脏性猝死的主要预测因素；频发性与复杂性室性期前收缩的存在，亦可预示心肌梗塞存活者发生猝死的危险。各种心肌病引起的心脏性猝死占 5%~15%，如肥厚性心肌病是青年和运动员心源性猝死最常见的病因，暴发性心肌炎和重症心肌炎发病进展快，继发猝死的情况也不鲜见。

从其病理生理来看，心脏性猝死主要为致命性快速心律失常所致。它的发生，一般认为是冠状动脉血管事件，是心肌损伤、心肌代谢异常和自主神经张力改变等因素相互作用引起的一系列病理生理异常的结果，但这些因素的相互作用，到底是如何产生致死性室性心律失常的，其最终机制尚未完全得以阐明并在医学界形成共识。

心脏性猝死的临床经过可分为 4 个时期，即前驱期、终末事件期、心脏骤停与生物学死亡期，但不同患者各期表现有明显差异，并非雷同。

（1）前驱期。在猝死前数天乃至数月，有些患者可出现胸痛、气促、心悸等非特异性症状，患者往往未引起足够重视，但有些患者并无明显前驱期，而是瞬间心脏骤停。

（2）终末事件期。典型的临床表现为严重胸痛、急性呼吸困难、突发心悸或脑晕等。这发生在心血管状态出现急剧变化到心脏骤停发生前的一段时间内，由瞬间到持续 1 小时不等。

（3）心脏骤停期。心脏骤停后脑血流量急剧减少并停止，可表现为意识突然丧失，伴有局部或全身性抽搐。心脏骤停刚发生时，大脑中尚存少量含氧的血液，可短暂反射性刺激呼吸中枢，出现呼吸断续，呈叹息样或痉挛性呼吸，随后呼吸停止。

（4）生物学死亡。心脏骤停发生后，大部分患者将在4~6分钟内开始发生不可逆转的脑损害，随后数分钟即可过渡到生物学死亡（死亡过程包括濒死期、临床死亡期和生物学死亡期）。生物学死亡属于死亡过程的最后阶段。一旦到生物学死亡期，整个中枢神经系统和机体各器官的新陈代谢相继终止，出现不可逆变化，整个机体已不可能复活，身体出现尸冷、尸斑、尸僵等尸体现象。

而临床死亡期，又称躯体死亡期或个体死亡期，它是生物学死亡期前的一个短暂期。此时，中枢神经系统的抑制过程由大脑皮质扩散至皮质下部，延髓也处于深度抑制状态。临床表现为心跳、呼吸停止，各种反射消失、瞳孔散大。但各种组织细胞仍有短暂而微弱的代谢活动。此阶段大约可维持5~6分钟。若时间过长，大脑将发生不可逆变化。倘若抢救及时措施得当，不排除生命仍有复苏的可能。

根据临床资料不完全统计，心脏骤停的生存率很低，尤其是院外（发生在医院外）猝死生存率＜5%，抢救的关键是尽早进行心肺复苏和尽早进行复律治疗。

心肺复苏在临床上可分为初级和高级两个层面。

在快速检查（最好是10秒钟内完成）确认没有呼吸和脉搏后，应立即开始初级心肺复苏，即基础生命活动的支持。胸外按压和早期除颤是心肺复苏的关键起始措施，也是为下一阶段有效挽救并赢得宝贵的"黄金期"的积极举措。在上述基础生命支持的基础上，应进而以高级生命支持，即应用辅助设备、特殊技术等建立更为有效的通气和血运循环。

胸外按压是建立人工循环的主要方法。通过胸外按压，可使胸内压力升高和直接按压心脏而维持一定的血液流动，配合人工呼吸，可为心脏和脑等重要器官提供一定含氧的血流。

由于室颤是非创伤心脏骤停患者最为常见的心律失常，心脏体外除颤是利用除颤仪在瞬间释放高压电流经胸壁到心脏，使心肌细胞瞬间同时除极，终止导致心律失常的异位兴奋灶，从而恢复窦性心律。

心脏性猝死的发生常表现突然，有一些患者前驱期并不明显，而是骤然发作，在发生时间和地点上都无法做出选择，如果在宝贵的几分钟的"黄金期"时段，不能获得及时有效的抢救，一旦进入生物学死亡期，那么，即使"上帝"出现，也将无力回天了。

因为心脏之于人，有如飞机上的发动机，发动机熄火，飞机就将无法飞行而坠落。极少数人在条件具备的情况下，被医生从濒临死亡的边缘（即濒死期）拽了回来，实属一种"幸运"。有个别甚至从临床死亡期被起死回生，并且最后没有成为"植物人"，更属一种奇迹。医学可创造奇迹，但没法靠奇迹吃饭。最为理想的是设法把奇迹变成一种常态。然而，奇迹是可遇不可求的，唾手可得者当不属奇迹。

我们也清楚地知道，眼下这种良好愿望，还显得十分奢侈。因为我们的医学还缺乏真正的所谓"妙手回春"术。

（二）脑出血

根据 2008 年卫生部公布的第三次全国死因调查，脑卒中（136/10万）已稍稍超过恶性肿瘤（135/10 万），成为中国第一致死病因。目前，我国脑卒中发病率为 120~180/10 万，每年新发病例＞ 200 万，死亡病例＞ 150 万，存活者大多遗留有不同程度的残疾。脑卒中正是单病种致残最高的疾病，该病的高发病率、高死亡率和高致残率，已给社会和不少家庭带来了沉重的痛苦和负担。

脑卒中又有脑梗死和脑缺血的不同。脑梗死是脑部因梗阻导致血流障碍出现缺氧性坏死，属缺血性脑卒中，占临床发病的70%左右。而脑出血则是非创伤性脑实质内出血，属出血性脑卒中，约占脑卒中发病的30%左右。虽然脑出血发病明显低于脑梗死，但其致死率却大大高于脑梗死，急性期病死率为30%~40%。该类患者成为医院（尤其是寒冷季节）被抢救的"常客"。

脑出血患者，往往根据其不同的出血部位和出血量，而出现不同程度的预后。

最常见的脑基底区出血，占该类发病者的50%~60%。常有对侧偏瘫等症状出现。如果出血量不大，虽病死率不一定很高，但不同程度致残现象，却较为普遍。

如果出血部位发生在脑干部位（占10%左右），则会较为危险。如在脑干部出血，其重症表现为深度昏迷，四肢弛缓性瘫痪，可迅速导致死亡。由于延髓为人体生命中枢，控制人体的心跳、呼吸、消化等主要功能。如出血发生在延髓，则临床表现为突然意识障碍，严重影响生命体征，如呼吸、心率、血压改变，继而出现死亡。由于发病迅速、病势凶猛，留给人们抢救的时间和机会并不多。

出血部位如发生在小脑（占10%左右），且出血量较大，尤其是小脑蚓部出血，病情将迅速进展，若表现为暴发型，患者则突然昏迷，如抢救不及时，可在数小时内出现死亡。

对于脑出血患者，应该紧急进入医院的急救通道，以挽救生命，降低死亡率和致残率。其中，内科治疗主要是降低颅内高压，因为脑出血患者并发的脑水肿可使颅内压增高，易致脑疝形成，而脑疝往往是影响脑出血死亡率及功能恢复的主要因素。因而积极控制脑水肿，降低颅内压，是脑出血急性期治疗的非常重要的环节。但如果选用外科治疗，就必须掌握好手术节点，一是宜早（发病后 6~24 小时内进行），二是根据出血量和出血部位严格把控。

但我们必须承认的是，无论在多么好的医疗条件和医疗技术做保障的情况下，基于不同患者的不同状况，特别是不同出血部位和不同出血量，不同时段进入医疗抢救通道，以及患者其他的病史等情况，其抢救效果不可能是千人一面的。

"大脑"是人体生命活动的"最高司令部"。大脑结构复杂，功能繁多，对血液及其含氧量有很高的要求，一旦因某个部位出现出血，压迫其生理功能的正常发挥，都会给机体带来极大的伤害，或生命的安全风险。此时此刻，医护人员要做的可能是尽量降低死亡率和减少致残率，而不能确保每一位患者都能成为死亡边缘走一遭的幸运者。

医学的职业是神圣的，但医生毕竟是人而不是"神"。

三、多发伤与复合伤是严重威胁生命安全的"不速之客"

多发伤与复合伤是发生急、伤害重，严重威胁人类生命与健康的急危重症，如抢救不及时或措施不当，常可造成生命危险或留下终身残疾。

（一）多发伤救治

多发伤是指在同一机械致伤因素作用下，同时或相继遭受两种以上解剖部位或器官的严重损伤，至少一处损伤危及生命或并发创伤性休克。

多发伤的死亡率较高，需做急诊及时处理。

一般认为，凡遭受两个及以上解剖部位的损伤，并符合下列伤情一条以上者，即可诊断为多发伤。

（1）头颅伤。颅骨骨折伴有昏迷、半昏迷的颅内血肿、脑挫伤及颌面部骨折。

（2）颈损伤。颈部外伤伴有大血管损伤、血肿、颈椎损伤。

（3）胸损伤。多发肋骨骨折、气胸、肺挫伤与纵膈、心脏、大血管和气管破裂。

（4）腹部伤。腹内出血，腹内脏器破裂，腹膜后大血肿。

（5）泌尿生殖系统损伤。肾破裂、膀胱破裂、子宫破裂、尿道破裂、阴道破裂。

（6）复杂性盆骨骨折（或伴休克）。

（7）脊椎骨折脱位伴脊髓伤，或多发脊椎骨折。

（8）上肩胛骨和长骨骨折、上肢离断。

（9）下肢长管状骨骨折、下肢离断。

（10）四肢广泛皮肤撕脱伤等。

多发伤多由机械类剧烈创伤所致，往往伤情严重，可在短期内致机体生理失衡，微循环紊乱及严重缺氧，处理不当可迅速危及生命。

多发伤的发生具有如下特点：

（1）损伤机制复杂。如交通事故可由撞伤、挤压等各种机制致伤，高空坠落可同时发生撞击伤，或尖锐物贯穿伤或地质灾难引起的多部位伤害等。

（2）伤情重、变化快。

（3）生理紊乱严重，常可累及多个脏器，如胸腔、腹腔脏器同时受伤，造成急性血容量减少，组织低灌注状态与缺氧等病理生理变化，伴发复杂的全身应激反应且相互影响，易于发生休克、低氧血症、代谢性酸中毒等。

（4）诊断困难，易误诊、漏诊。因多发伤患者损伤部位多、伤情复杂、伤势重、病史收集困难，很易造成误诊、漏诊。如患者既可出现开放性创伤，也可出现闭合性创伤；既可见明显创伤，也可出现隐匿性创伤等。有些创伤还可能会相互掩盖，造成误诊。医生稍不注意，或缺乏整体观念，就可疏忽深部或隐蔽部位的受伤而造成漏诊。

（5）处理顺序与原则的矛盾。有些几个部位的创伤都很严重，多个脏器都急需处理，其先后顺序可能让医生为难。而且，不同性质的损伤处理原则有异，如颅脑伤合并内脏大出血，出现失血性休克需要迅速扩容输血，恢复有效循环血容；而颅内血肿和高压，又需迅速脱水降颅内压，以防脑疝的形成。二者便会形成处理上的矛盾等。

对于该类多发伤患者，应该争分夺秒地进行救治。除了首先必要的生命支持，如呼吸道管理、心肺复苏、抗休克治疗外，合理选择手术顺序是抢救成功的关键。其基本原则是在充分复苏的前提下，用最简单的手术方式、最快的速度修补损伤的脏器，降低手术危险性，尽一切可能挽救伤员的生命。在此，损伤控制外科，即针对严重创伤患者进行阶段性修复的策略，旨在避免由于严重创伤患者生理潜能的耗竭，避免"死亡三联征"（体温不升、酸中毒和凝血障碍）出现，显得极为重要，其中"救命手术""ICU复苏"和"确定性再造手术"（解剖重建）三个阶段均不可疏忽大意。

（二）复合伤急救

复合伤是指两种及以上致伤因素同时或相继作用于人体所造成的急性损伤。所致机体的病理生理紊乱较多发伤和多部位伤更严重而且复杂，是极易引起伤害死亡的重要因素。如工矿事故、火药爆炸事故、火灾事故等各种意外事故所致的创伤复合伤、烧伤复合伤等。

创伤复合伤的基本特点，是有两种及以上致伤因素，其中一种致伤因素，可能在伤害发生、发展中起主导作用，但复合伤不是单处创伤的简单相加，而是相互影响，且处理更为复杂棘手。

主要致死原因，有要害部位大出血，多种原因引起的休克，如创伤性休克、失血性休克和燃烧引起的休克、有害气体急性中毒或窒息；急性肺水肿、肺出血、急性心力衰竭，乃至多器官功能障碍（衰竭）等。

其救治原则，除了迅速转移伤员，避免再度损伤，保持伤员呼吸道通畅，如有心肺呼吸骤停，立即进行心肺复苏之外，特殊复合伤，如烧伤复合伤、化学复合伤、放射性复合伤，都要根据受伤形成特点，分类进行紧急处理。

无论是多发伤还是复合伤，都是临床上需要迅速进入急救通道的危急重症。且二者皆感染发生率高，既可源于开放的不洁创口，也可来自各种消毒不严造成的院内感染，尤其在烧伤性和放射性复合伤时，感染出现更早更多更重。在极度复合伤中，常常休克刚过，即发生早期败血症，甚至在2~3天即可发生死亡。因此，预防和控制感染，也是降低多发伤和复合伤死亡率的一个重要环节。

但是作为伤者来说，无论遇到多发伤还是复合伤，都是极其不幸的。它们完全是外来环境给人体造成的意外性损伤（除个别故意坠落损伤者外），造成了两个以上的多解剖部位或器官的重度创伤和极大的痛苦。但许多临床实践告诉人们，无论之后他们遇到的医疗处理如何得当，治疗措施如何到位，由于各个伤者受伤部位和受伤程度不一样（很难与他人完全相同），加之各人的个体差异等不同，医生很难确保每个人都能逃过死亡的威胁。即使有幸逃过一劫，也会有人落下终身残疾。

第二节 我们真想做成功的"驯兽师"

危急重症给人体生命安全造成了严重的威胁。其严重性、复杂性、紧迫性和危险性，也给医学提出了极大的挑战。几乎每一个医务工作者，面对这些危及生命、阻挡在救治途中的"拦路虎"时，无不如临深渊，如临大敌。

在这些"恶老虎"面前，我们要想成为真正熟练的"驯兽师"，可能还得继续努力。因为，医生无法预先准备好一整套完全契合危急病情、且百分之百能确保病患安然无恙的规范治疗方案。加之计划永远没有变化快，特别在纷繁复杂、变化多端的突发性伤害事件面前，预测性、前瞻性和应急预案，永远都难以避免其蹩脚性和不完整性。生命，在残酷的现实面前显示了无可否认的脆弱。

然而，人们对自身脆弱的觉醒，并不意味着对宿命的臣服，而更应迸发出对生命的尊重。

第十六章

医生能开启"死亡之门"吗

第一节　我们可以坦然地谈"死"吗

"死"和"死亡",在中国文化中是个颇为禁忌、不受欢迎的字眼。人们很喜欢"生",因为"生"意味着承续、意味着未来;而"死",却意味着结束、意味着停滞。人们很乐于"活",而不乐于"死",觉得"好死不如赖活着"。大家普遍意识到,"活着"是天堂的子女,"死亡"则成为尘土的后代。

人们从来只会习惯于滔滔不绝地谈论"活"与"生"的快乐,而不愿去了解"死"与"亡"的悲戚。有时候甚至会极端到谈"死"色变,以至于春节期间,不少农家会在墙壁贴上"童言无忌"的字条,唯恐新年大喜之际,不谙世事的孩子们不小心说出了"死"或"死亡"等不吉利的词汇来,给全家人心头蒙上厚厚的不祥阴影。于是,预先贴张纸条,以便给家人精神上配备一把化解不祥之兆的金钥匙,以防届时闹得惊恐失色、手足无措。

可见,在我们的文化篇章中,还确实缺少了"死亡"的段落。这应该是受浓郁的传统文化影响使然的。儒家文化中清楚地告诉人们,

"未知生，焉知死"（孔子语）。说明在认识"生"与"死"的天平上，人们首先选择的是懂得"生"、了解"生"，在没有弄清楚"生"之前，就勿谈什么"死"。佛教文化则更是如此，人活完天年，则称"升天""圆寂""转世""往生"，几乎不会去提及生命中最后一个阶段的"死"和"死亡"。在古代宫廷文化中，对皇帝去世则更是避讳，称其为"驾崩""山陵崩"等。民间对于人去世也是叫"作古""仙逝"之类，大多不直接称为"死"。

可见，在几千年传统文化和民俗文化的传承熏陶中，我们的文化链条被有意或无意地忽略了"死"这个重要环节，以致让我们一代又一代的传人，成了需要进行"死亡教育"的补课者。

文化的禁锢并没有丝毫阻挡住生物学规律的传递，每个人活到一定年纪，还是逃脱不了死亡的命运。死亡是每个人特定的归宿，就像每朵鲜花最后必然枯萎一样，枯萎是鲜花的归宿，死亡是人和动物的归宿。

时间是单向性的，人生也都是单行道。从山生的那一天开始，谁都回避不了倒计时的宿命。只是我们受传统文化的影响，不想承认、不愿说出口来罢了。

传统的文化环境并没有为我们准备正确认识死亡的土壤。

这，就是文化的力量。

关于"死亡"这一点，我们可能要学会接受一些多元文化的熏陶，或者说要去弥补一下那个令人哑然的"盲区"。

乔布斯曾在耶鲁大学的毕业生演讲中讲过："死亡是生命的最伟大的发明。"人们要学会"向死而生"。倘若这样，"死"的意义才可以赋予人们生命的珍贵。一个人只有在懂事之际，就意识到自己也有死亡的时候，才会开始思考生命的真谛，从而大彻大悟，不再简单地沉溺于享乐、沉沦于懒惰、习惯于世俗，不再简单地沉迷于金钱、物质和名位。正如法国哲学家冉克雷维在《不可逆转的时刻》中所言："提早认识死亡，才会深刻品味人生。"

认真想来，有生必有死，死亡是生命的定数，每个人都不可能有不死的超能力。出生、成长、成熟、衰老、死亡，每一个都是人生完整链条上的重要环节。我们只有对该链条上的每个环节，都保持了足够的尊重，才会真正明白，大家没有必要对"死亡"加以忌讳。忌讳助长陌生，陌生滋生恐惧，恐惧吞食尊重。就如尼采所说："不尊重死亡的人，不会懂得敬畏生命。"我们可以不喜欢"死亡"，但我们必须尊重"死亡"。

第二节　医生是与死亡打交道最多的人

可以说医生是与人生链条的各个环节都打过交道的人。

首先，他是把新的生命迎接到这个世界、与婴儿母亲一道第一个聆听新生儿啼哭的人。其次，在人生的漫漫长路上，他们又是帮助人们祛除疾病、解除痛苦的人。最后，他们还是给人打上句号、宣布死亡的人。因此，人类把医者奉称为"白衣天使"，基督教把医生称为死后最有资格进入"天国"的"圣洁之士"。

医生是经常与死神打交道的人，他们的职业无疑是神圣的。他们一生把"救死"和"扶伤"作为自己守德的行善之道，势必将永远被人们所敬重和称道！

但是举头三尺有神明，如果其中有哪位剑走偏锋、把发财之道作为自身的追求目标，到头来必将会受到患者的鄙夷和不屑。因此，只有灵魂高洁者才有资格步入此门。

医生是人们的健康卫士不假,但真如民间所言,患者的生杀大权就完全操持在医生手中了吗?对此,认识上出现丝毫偏差,都有可能给医患关系造成不必要的误解与恐慌。

救死扶伤、解除病人痛苦,是社会赋予医务工作者的责任担当。尽一切可能地把危重病人从死亡线的边缘上拽回来、维护每一位患者的生存权,是医生义不容辞的天职和使命。这一点,既是人性悲悯的良知使然,也是法律授权的义务所在。

医生在维护患者的生存权上从来没有遇到过麻烦,即使患者已进入"不治"状态,患者家属往往都会希望医生哪怕只有 0.01% 的希望,也做百分之百的努力,尽可能把他们的亲人抢救过来。哪怕患者还剩一口气,只要活着就行,至于患者当时的状况痛不痛苦,是否违背了患者的真实意愿,一概都可忽略。也就是说,维持患者的"生",是医生履行了自己的"天职",倘若帮助患者"死",则会违背其"天条"。于此,中国的文化和法律都没有给医生留有任何私权和宽宥的空间。

第三节　死亡也有质量指数

不久以前,《经济学人》智库对全球 80 个国家(地区)进行调查后,发表了《2015 年度死亡质量指数》报告。英国位居全球第一,中国大陆排名第 71 位(见图 2)。

人们比较熟悉的是,世界上有所谓的"幸福指数""健康指数""生存质量指数"和"人权指数"的报告,但对"死亡质量指数"这个概

排名	国家/地区	
1	英国	93.9
2	澳大利亚	91.6
3	新西兰	87.6
4	爱尔兰	85.8
5	比利时	84.5
6	中国台湾	83.1
7	德国	82.0
8	荷兰	80.9
9	美国	80.8
10	法国	79.4
11	加拿大	77.8
12	新加坡	77.6
13	挪威	77.4
14	日本	76.3
15	瑞士	76.1
16	瑞典	75.4
17	奥地利	74.8
18	韩国	73.7
19	丹麦	73.5
20	芬兰	73.3
21	意大利	71.1
22	中国香港	66.6
23	西班牙	63.4
24	葡萄牙	60.8
25	以色列	59.8
26	波兰	58.7
27	智利	58.6
28	蒙古	57.7
29	哥斯达黎加	57.3
30	立陶宛	54.0
31	巴拿马	53.6
32	阿根廷	52.5
33	捷克共和国	51.8
34	南非	48.5
35	乌干达	47.8
36	古巴	46.8
37	约旦	46.7
38	马来西亚	46.5
39	乌拉圭	46.1
40	厄瓜多尔	44.0

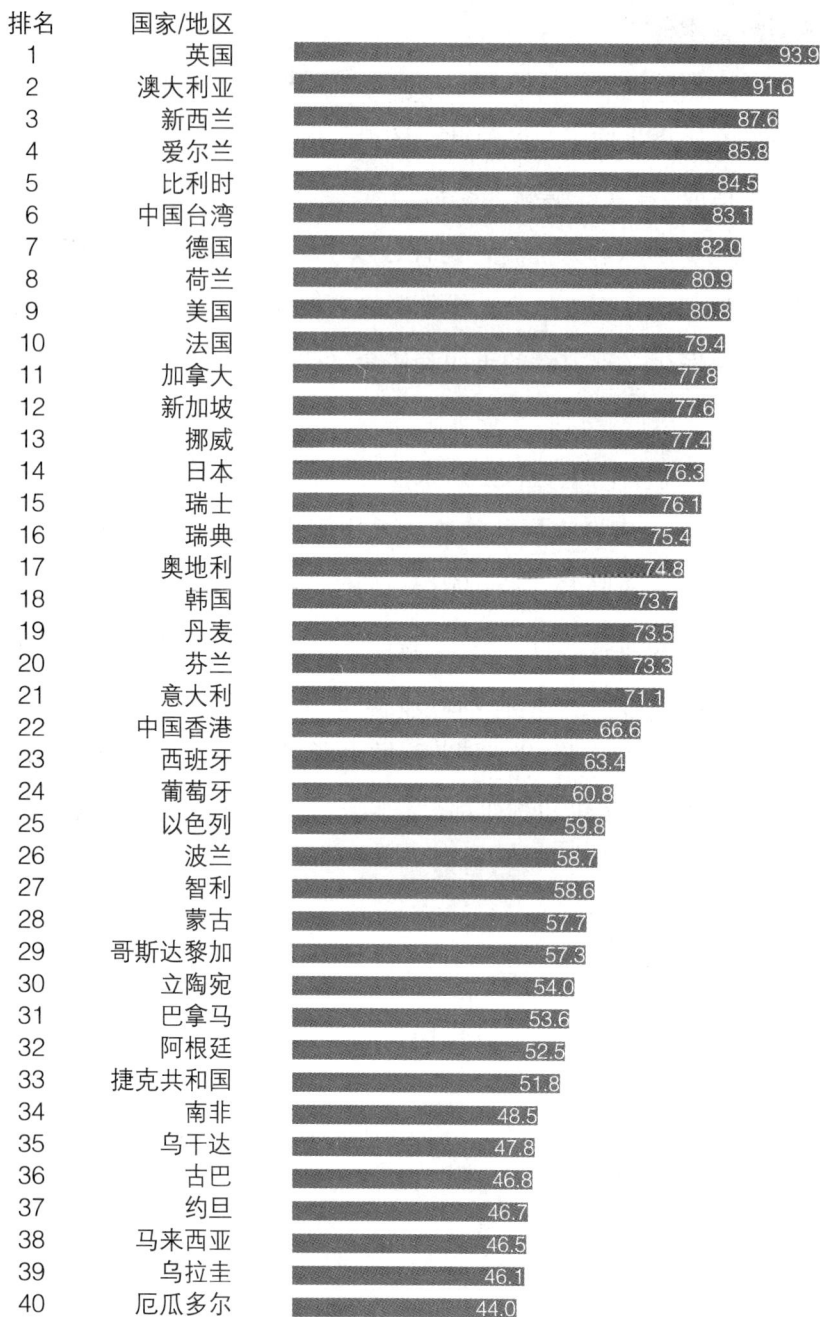

图 2　全球死亡质量指数报告图－1

排名	国家/地区	
41	匈牙利	42.7
42	巴西	42.5
43	墨西哥	42.3
44	泰国	40.2
45	委内瑞拉	40.1
46	波多黎各	40.0
47	土耳其	38.2
48	俄罗斯	37.2
49	秘鲁	36.0
50	哈萨克斯坦	34.8
51	加纳	34.3
52	摩洛哥	33.8
53	印度尼西亚	33.6
54	坦桑尼亚	33.4
55	斯洛伐克	33.2
= 56	埃及	32.9
= 56	希腊	32.9
58	越南	31.9
59	津巴布韦	31.3
60	沙特阿拉伯	30.8
61	赞比亚	30.3
62	保加利亚	30.1
63	肯尼亚	30.0
64	罗马尼亚	28.3
65	斯里兰卡	27.1
66	马拉维	27.0
67	印度	26.8
68	哥伦比亚	26.7
69	乌克兰	25.5
70	埃塞俄比亚	25.1
71	中国	23.3
72	博茨瓦纳	22.8
73	伊朗	21.2
74	危地马拉	20.9
75	多米尼加共和国	17.2
76	缅甸	17.1
77	尼日利亚	16.9
78	菲律宾	15.3
79	孟加拉国	14.1
80	伊拉克	12.5

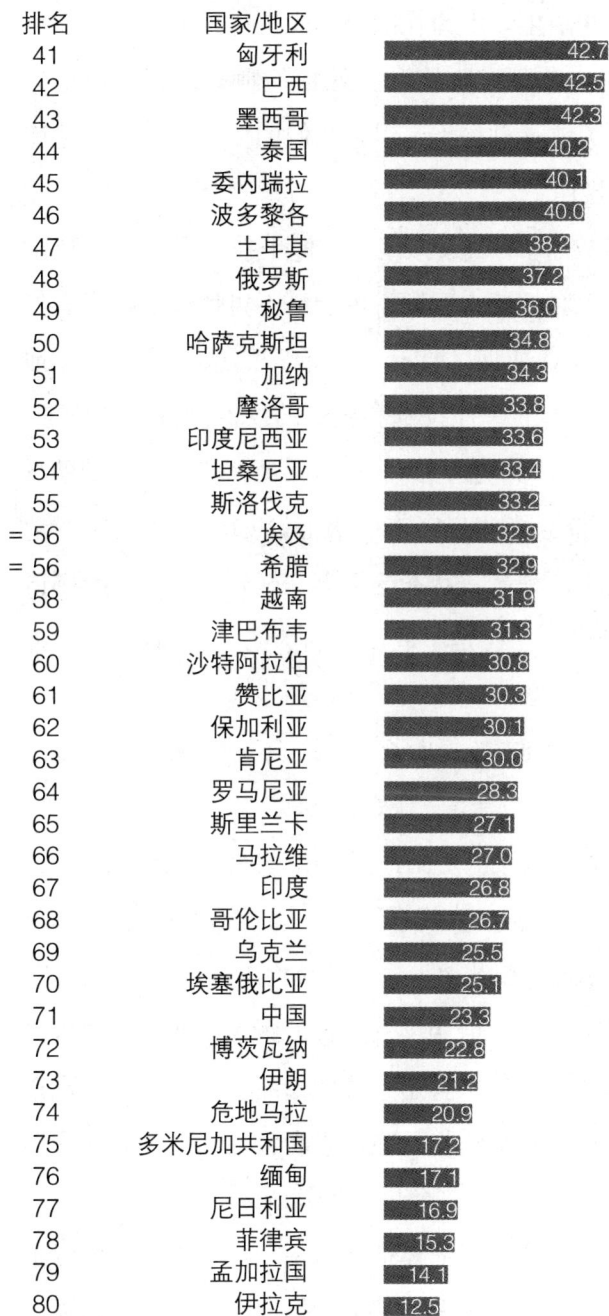

图 2　全球死亡质量指数报告图 –2

念，我们大多还感到有些陌生。因为在我们的视野里，生存、生活往往是我们试图掌控的重点，而"死"和"死亡"则多是我们讨论的"禁区"，我们很少主动关注这种词汇，以致我们的传统文化中很忌讳它，甚至装聋作哑地去排斥它。

这个"死亡质量指数"，令国人惊诧。它似乎在告诉人们，科学技术发展到今天，医生面对的最大问题，可能已不再仅仅是让患者如何"活"下去，而且还包括如何才能让"不治"的患者较"好"地"死去"。因为，当下在高超的医疗技术和先进的仪器设备的支持下，一般来说，让其勉强地"活"下去，似乎并不太难，甚至可以借助呼吸机和其他人工支持系统，能让患者有呼吸心跳如"植物人"般地"活下去"，而对于让处于此种严重状态的患者"好好地"死去，则恰恰可能是被我们长期忽略了（或是不敢设想的）的"幸福难题"，抑或是"痛苦难题"。

一般认为，导致"死亡质量"下降的原因，不外乎两点：一是医疗不足；二是过度医疗。

医疗不足体现在发展中国家的贫困地区，由于经济生活水平受限，当地医疗水准也不高，有病不治、大病小治的状况时有出现。让原本可以不至于死亡的人却不幸地、痛苦地死去，其死亡质量自然不会很高。

但在另外一种情况下，则恰恰相反——过度医疗。如今在全世界生活条件较好、较优越的地区，患者遇到过度诊断、过度治疗的现象几乎很难避免。尤其是对于难治病症的晚期患者，临床上依靠医疗器械加以支撑，使病人"被活着"的现象屡见不鲜。

人们经常看到，当一些病人生命体征不再平稳，似乎终于可以永远摆脱长时间痛苦、平和地步入所谓的"天堂"时，而家属们则强烈敦促医生采用一切措施，保住其亲人的心跳和呼吸，用许许多多的器械和药品，去维护监护仪上那点脆弱、不堪一击的微弱波动。

　　看到这样的结果，许多家属认为这是值得的，至少其亲人被"活"了下来，自然地延长了其生命的点滴长度，满足了亲情的依恋。哪怕只增加了一点点时光，也算是大家"赚"回来的。即使患者不能自主呼吸、即使患者是在痛苦地煎熬、即使患者早已丧失意识，但作为亲属，认为该亲人毕竟还是与大家同处一个世界，并由此感到欣慰。这些可能正是我们文化传统孕育出来的生死共识。

　　其实，当面对这些"亲若将去"的时刻，我们似乎也可适时地反思一下我们价值观的合理性。我们真诚地希望延续亲人的生命长度，体现我们的亲情、爱心和不舍之情，这是可以理解的。但如果站在另一个角度考虑，生命其实是质量和数量的统一，二者相较，质量应是放在优先位置的，而数量则不应成为生命的唯一要求。看到医学上已无法救治的亲人，长期在死亡线上痛苦地煎熬，饱受折磨，他们度秒如年，无限痛苦，即使还有些许的生命迹象，其实并没有增加其丝毫的生命质量和活着的意义，反而让亲人失去了活着的尊严。难道这是真正地爱他们吗？是亲人之间的至真至爱吗？其答案应该不是绝对肯定的，甚或被认为是基于家属们的些许自私的选择。

第四节　世界上如何处理一些特殊死亡

　　我们不妨把这方面的视野投向全球文化的屏幕上，去看一看一些国家和地区合法实行"安乐死"的情况。

　　目前，已立法容许实施安乐死的国家和地区有：荷兰、比利时、卢森堡、瑞士和美国的俄勒冈州、华盛顿州、蒙大拿州以及澳大利亚的北部地区等。

法律允许"被动安乐死"（即只准许终止为延续个人生命而治疗的做法）的国家有：奥地利、丹麦、法国、德国、匈牙利、挪威、斯洛伐克、西班牙、瑞典等。

安乐死（Euthanasia，eu 意为"好"），有"好的死亡"或者"无痛苦的死亡"的含义，是一种给予患有不治之症的人以无痛楚或"尽其量减少痛楚地致死的行为或措施"。一般用于在个别患者出现了无法医治的长期显性病症、因病情到了晚期而成为不治之症、对病人造成极大痛苦和负担时，经过医生和病人双方同意后，进行的为减轻患者痛苦而实施的提前死亡。其中，由医生从旁协助，了结其生命的做法叫"积极安乐死"；而对于垂危病人采取停止人工方法抢救，让其自行结束生命的过程，叫"消极安乐死"（也叫"被动安乐死"）。

第五节　"安乐死"是个沉重且颇具争议的话题

安乐死对于中国人来说，还是一个极为敏感的话题。当到大家都能接受并融入自身文化中去时，必须有法律、伦理等方面的强劲支撑，否则，单在观念上便将是我们传统文化中的一个"雷区"，任何人（包括医生）都不容许轻易越雷池一步。

根据国外的一些经验，并结合我国的一些实际情况，对此详加梳理，对于安乐死，形成了支持与反对的两大舆论阵营。

第一，关于生存权之争。

反对实行安乐死者认为，生存权是法律赋予每个人最重要的基本权利，神圣不可侵犯。任何人、任何组织无权在其没有严重违法犯罪、触犯刑律时剥夺他人的生存权。

支持者则认为，许多严重患者已是"植物人"，"植物人"并不是天然的生命，而是高科技的产物，停止给无意识的植物人以生命支持的措施，并不是剥夺其生存权，而只是停止继续制造人工的"生命"。

第二，关于人身自由之争。

反对者认为，《中华人民共和国宪法》规定公民人身自由的权利不受侵犯，人的生命结束应是一种自然法则，而不是靠人工方式加以改变的。

支持者则认为，公民有权自由地选择生存权、选择尊重自然法则，这无疑是正确的，但自由是对必然的认识，在不违背国家和他人利益的前提下，慎重地选择死亡也应是人的一种权利。

第三，关于生命神圣与生命质量之争。

生命神圣论与生命质量论之争，应属关于安乐死的首要伦理之争。

反对者认为，生命神圣论否认安乐死具有伦理价值，生命应是"神圣不可侵犯的"，任何人不能违背造物主的意愿而结束生命。人活着不只是一种权利，也不是一种选择，更重要的应是一种义务。

支持者则认为，生命质量论者首肯安乐死的伦理价值，而且更要关注的是人权和人的社会价值。当一个人的社会价值被破坏时，人的生命质量就会失去意义。因此，要提倡为维持生命的尊严而活。如果人的生命一旦失去了社会价值和尊严，他就应该有低限度地选择结束自己生命的自由。

第四，关于安乐死是否属于"杀人"行为之争。

积极的安乐死，从法律上来看，具有"杀人动机、行为和后果"，形式上与谋杀界线难以完全撇清，至少可以算是一种"特殊杀人罪"。如果授权医生协助患者完成安乐死，无形地会影响医生的传统形象，好像医生既是"救死扶伤"的"天使",也是可以有条件"杀人"的"杀手"。既治病,又"杀人",这会给患者造成认识上的错觉,从而失去对医生应有的信任。

支持者则认为,安乐死的执行必须具有一整套合法合理的条件和程序,并在法律文书齐备、法律工作者和亲人都在场的情况下施行。同时安乐死即使合法,也不会成为医生解除病人痛苦的惯常作法,而只是在所有极为苛刻的条件都完全满足的前提下才会进行,这是一种法律授权行为,而不会滋生故意动机的土壤。

第五,关于医生的职守之争。

医生真正的职守到底是什么?救死扶伤?减轻痛苦?还是二者兼备?应该说,救死扶伤的原则,自古以来就是医生的根本行为准则和职业操守。《希波克拉底宣言》中明确指出:"绝不会对要求我的任何人给予死亡的药物,也不会给任何人指出死亡的阴谋途径。"世界医学协会在1947年成立时,就在此基础上,制定了《日内瓦法规》,强调医生必须以保护生命为己任,恪守救死扶伤的原则。基于此,反对者认为,"安乐死"违背救死扶伤原则,是变相剥夺他人生命,有悖于医生职业操守。

支持者则认为,医生的职责除了救死扶伤之外,还有解除病人痛苦的使命,而寻求安乐死的患者是痛苦的经历者和承受者。作为医生,就有义务为其减少痛苦,包括使其无痛苦地死亡。如果医生无动于衷,则是不人道的,也是有悖于医生职守的!

第六,关于医疗资源合理分配之争。

有限的医疗资源的合理分配,也是"安乐死"争论中的一个重点。

支持者认为,社会的医疗资源十分有限,将大量的医疗资源用于救治那些几乎不可能治愈的人,或者用于救治那些植物人或重残婴儿的生命，实质上是对医疗资源的大量浪费。这会导致那些需要救治且有可能治愈者的治疗经费紧张，从而破坏社会公正。若允许实施安乐死，则可将其一部分医疗资源节约下来，用在更多需要医疗救助者的身上，更好地体现了人道主义精神。

反对者则认为，如以节约资源为名实施安乐死，则可能导致医疗单位的功能化理解。尤其是每个人都是社会上的一份子，都有享受社会基本生存的权利。以节约资源为名，剥夺一些人的基本生存权利，恰恰是破坏了社会公正。

第七，关于安乐死是否影响医学发展之争。

对于安乐死是否会影响医学研究和发展过程，也是人们在不同层面关注的问题。

反对者认为，如果对一些难以治愈的患者实施安乐死，一些危急重症患者就难以继续纳入医学研究者的视野，医生们努力攻克医学难关的斗志就会被削弱，久而久之，不治之症就会成为一个永久的绝对概念。况且，医学史告诉我们，一个时期的不治之症，由于科技水平所限，可能医生暂时会束手无策，但随着科技的不断进步、大量医学研究的难题被攻关突破、人类自身的无穷奥秘被不断揭示，到一定时期，"不治之症"则可能成为"可治之症"。对此，安乐死则有可能阻挡了这条希望之路。事实上，个别被临床上诊断为永远醒不过来的"植物人"，经过治疗，也有在一定时间内奇迹般苏醒的个案。

支持者则认为，如果临床上把"脑死亡"作为死亡的标准，即使他们还有心跳和呼吸等生命特征，实施脑死亡标准且立法确认，则可为活体器官移植和安乐死奠定其法律前提。

第八，关于传统"孝道"与现代亲情理念之争。

除了上述之争外，还有传统"孝道"与现代亲情理念之争。

反对者认为，安乐死适用对象主要是老年性患者，以孝道为基础的传统道德，都应是以晚辈细心侍奉长者为孝道，否则，则是晚辈不孝之罪。

支持者则认为，"孝道"与现代安乐死在意蕴上有所不同。长辈本人拥有选择安乐死的权利，晚辈尊重长辈清醒时做出的理智决定或意愿，才是真正孝顺长辈。眼睁睁地看到长辈在死亡线上苦苦地挣扎，而不设法帮助其解除痛苦，才是真正的不孝。

由此可见，在安乐死的问题上，我们不自觉地陷入了人类自身道德的困境之中。到底怎样认识和理解安乐死，可能比如何实施安乐死的困难要大得多。因为，在医学是否允许实施安乐死的未来方向上，还横亘着法律和道德这两垛高高的墙垣。

在上述问题还没有得到较好解决之前，医生任何没有法律授权的尝试，都存在越权的嫌疑，这是当下尚不提倡贸然前行的一道红线。医生不能轻易开启"死亡之门"。

第六节　人们究竟该如何面对死

"死"是每个生命最后一个环节的告别式，是一种自然现象，从容理智地面对，是人们最应该采取的理想态度。

然而，在生活实践中，人们眼看着患者痛苦不堪，就只能视而不见、听之任之吗？或者说只能被动地等待"合法化"的那一天的到来吗？

现在民间已有不少有识之士，在如何实行"尊严死"的问题上有所行动。有些提前写出遗嘱并进行法律公证，有些则自发地成立类似"尊严死"的民间组织，自愿并呼吁在自己救治无望的垂危状态下，放弃用人工方法维持生命的"被活着"现象。对此,这不能不说是一种多元文化的尝试和进步。至于届时到底如何让医生和家属实现其愿望,还需慎重商榷。

但我们的社会对此应该保持适度和必要的宽容,在保持原有处理死亡的主渠道作法上留出一丝空间来,释放点理解的目光,容许他们维持住自身最后的些许尊严。毕竟,在亲人的最后陪伴下,伴随着鲜花的芳香和低沉的音乐声静静地离开,与孑然一身躺在ICU,在只有众多的管子、针头、切口和仪器等相拥的紧张抢救状态中痛苦地离开,其实质都只是一种进入"死亡"前的瞬间告别前奏和"仪式"。

当下,我们虽然尚且还无法在价值取向上评价其二者的优劣高下,但从人性和人格的尊严选择上,或许会出现截然不同的两种答案。

不过,在末期病人和死亡过程中间,医学应该还是有所作为的。WHO 提出的"缓和医疗",或为这些患者开辟了一条安宁之路。

"缓和医疗"(Palliative Care),也被译为"舒缓医疗""安宁疗护""姑息医学"等。

世界卫生组织提出"缓和医疗"要坚持三个原则:一是重视生命,并承认死亡是一种正常过程;二是既不加速,也不延后死亡;三是提供解除临终痛苦和不适的办法。

"缓和医疗"是既不让末期病人躺着等待死亡,也不建议他们在盲目追求"治愈"和"好转"的虚假希望中去苦苦挣扎,增加不必要的人为创伤和痛苦,更不提倡假借"安乐死"之名而选择自杀,而是在最小伤害和最大尊重的前提下,让他们的最后时日尽量舒适、宁静,有尊严。

对于这一点,我国还只是个蹒跚学步者。在 2015 年全球死亡质量指数报告中，我国排名在倒数第 10 位。这说明我们还有许多工作可以做，也需要去做。全国一些较有影响的医院，比如北京协和医院等，在这方面已经开始进行了有意义的尝试。想必通过全社会若干年的努力，医学、医院和医生会更进一步回归到维护人性人格及其自然性和社会性的原态本位，这将成为一种可能，并愈加令人期待。

在特定的生命环节中，死亡当属一种无奈的选择，更是一种自然归宿。

第十七章

在求解无奈的进程中，厚植生命的尊严

自从文艺复兴，特别是 19 世纪以后，随着进化论、细胞学说和能量守恒及转化定律等所谓三大发现的出现，以及显微镜和电子显微镜的发现和不断改进，近现代医学在不断分化的基础上，得到了突飞猛进的进步和发展，直至当代医学对人体从细胞水平到分子水平的深入研究，使许多原曾无法治疗的疾病获得有效治疗成为可能。然而，我们不得不坦率地承认，医学除了一些感染性、传染性疾病仍无特效治疗办法之外，从根本上遏阻内分泌系统、免疫系统、心血管系统和呼吸系统等发生的慢性疾病以及癌症等方面也可谓是乏善可陈，这让当下医务工作者和广大患者倍感无奈。在许多需要破解的医学难题面前，人们难免有时显得束手无策、无助和惆怅。

显然，一味地悲观往往于事无补，我们还需要十分理性和清醒地认识到：无奈并非无解。在许多疑难疾病的求解过程中，或许我们还处于黎明前黑暗的摸索阶段，可能有些病症的破解，还有赖于我们再坚持一下的努力之中，此时的信心和勇气可能真比黄金还重要。

第一节　医学发展的大趋势，难以容忍"无奈"的长期存在

在此，我们有必要正视医学发展的总趋势。哲学告诉人们，事物总是变化的，医学科学也是不断发展的。虽然人们不能改变自然规律，譬如人的生、老、病、死这个不可逆转的自然进程和结果，但确实又是可以通过科学手段和人类主观能动性，来修饰其不同过程的。如：

"生"——可提高优生率，降低新生儿死亡率。

"老"——可通过科学保健和锻炼，尽可能延缓衰老进程。

"病"——可积极有效治疗并减少其痛苦。

"死"——可适度提高死亡质量指数。

如此等等。

当下，医学的"无奈"无疑只是一个时代的标记，在人类社会发展的过程中，许多只属于暂时的"惆怅"，并非是永恒"无解的方程式"。

况且，疾病的残酷性和人类的进取心，是不会容许医学停滞不前的。活生生的医学发展史告诉我们，某个时期的医学临床中出现的"无赖"，只会让人们在一个短时期内感到"无奈"。

如 1918 年，在欧洲乃至席卷全球的流感大流行时，两年即导致 3000 多万人死亡。而在 1933 年，人类便将其甲型流感病毒分离了出来，乙型流感病毒也于 1940 年相继获得，且通过各国科学家的共同努力，先后研制出了相应的"疫苗"进行预防，从而有效地阻挡了其流行的大趋势。

再如，20 世纪初期，人们面对各种细菌性感染依旧不知所措，但后来人们实现了人工合成磺胺药，特别是英国细菌学家弗莱明意外发现了"青霉菌"，科学家们在其认识基础上相继研制出了青霉素等一系列抗生素后，许多细菌性、感染性疾病便得到了有效遏制。

另外，当天花病毒肆虐人类几千年后，在当代人类的共同抗击下，它于 20 世纪 70 年代被"制服"，最后乖乖地被"关"进了人类特制的"笼子"里，而不再肆虐了。

临床中一个个"无赖"被控制，医学中的一个个如雾霾一样的"无奈"也转为"云开日出"，崭露出希望的"曙光"。虽然当代医学确实还存在不少"无奈"，但它们毕竟只是我们医学发展道路上暂时的"拦路虎"。医学发展的洪流不可阻挡，只要待诸时日，它们大多必将会被人类所降服，这将是大势所趋。

第二节 基础医学和临床医学的综合性进步，将不断揭示难题的谜底

随着基础医学和临床医学的不断深入研究，人们罹患疾病的许多奥秘将会不断被揭示，一些疾病发病的真正原因必将会被查明，不少疾病的发病机制也将会进一步被揭晓，进而让一些当下颇感"无奈"的疾病逐步变成可能"有解的方程式"。

例如，20 世纪 80 年代之前，人们普遍认为慢性胃炎和消化性溃疡等疾病，是由于饮食因素、不良生活习惯、精神因素，甚或遗传等综合因素所致。但在 1982 年澳大利亚学者巴里·马歇尔（Barry Marshall）和罗宾·沃伦（Robin Warren）首次从被切除的胃的黏膜上分离出幽门螺杆菌后，随之掀起了各国科学家们的研究热潮，并先后证实了幽门螺杆菌是慢性胃炎、胃及十二指肠球部溃疡的病原因子，临床上因此对慢性胃炎和十二指肠球部溃疡病患者进行了并不复杂的药物对因治疗，从而让全球每年数以百万计的溃疡患者免遭了手术之苦，而他们二人也因此于 2005 年获得了诺贝尔医学或生理学奖。

同时，人们还发现，慢性胃炎又是胃腺癌的危险因素。最近德国和美国科学家联合研究出的幽门螺杆菌是导致胃癌发生的可能机制的学术论文，发表在 2017 年 8 月 16 日的《自然》上，文中提示幽门螺杆菌是导致胃癌发生的可能机制，如果这一机制进一步得以确认，将有可能让不少患者避免"胃癌之忧"。这不得不说是我们人类的福音。

再如，虽然本书前面曾提到，基因在健康中难以决定一切，但并非是说基因研究就可有可无了。恰恰相反，随着基因组更深入的研究，特别是蛋白质与基因组的组合研究——简称"蛋白质组学"，或是通过研究生物体蛋白表达的变化，或是研究蛋白质的细胞定位和相互作用等，以揭示基因和蛋白质的功能，并进一步阐明相关疾病的分子机制。

近年来，人类通过蛋白质组学技术在癌症和老年痴呆等人类重大疾病的临床诊断、治疗和发病机制，以及新药物的开发研究等领域，显示出了十分诱人的研究前景，使人类向更有效地诊治或预防一些重大疾病的目标，又迈出了可喜的一步。

又如，随着对人体的起源细胞——干细胞的广泛而深入的研究，基于其具有的自我更新和多向分化的能力，使之成了再生医学的基础和核心。由于它通过有丝分裂产生的两个子代细胞，仍具有分裂前的增殖和发育潜力，并具有向多种细胞发育的潜力，可通过全能干细胞逐步分化为亚全能、多能干细胞，最终分化为具有特定功能的组织专能干细胞。因此，使之帮助人体组织或器官修复或再生成为可能（如造血干细胞已成为治疗白血病的有效手段），进而预示了人类许多目前感到难治和无奈的疾病，诸如神经性、退行性疾病（帕金森病、老年性痴呆等）、脑梗死、糖尿病、肾病综合征等，将有望获得全新治疗的一缕曙光。

第三节 科学技术的革命性变化，常带给医学日新月异的影响

科学技术的革命性变化，也必将给医学带来巨大影响。因为现代医学从来就是由吸收同时代的科技成果而得以发展和进步的。其中，技术转移和技术融合常常是医学技术发展的主要动力。如某一高新技术从其他领域向医学科学转移，比如激光技术、计算机技术及光纤技术等在医学中的广泛应用，即是技术转移的体现。又如，学者们把胰岛素与抗体之间的免疫反应和放射性核素技术结合起来，发明了放射免疫测定技术，使之既具有免疫反应的高度特异性，又具有放射技术的高度敏感性，成为一种新型的超微量检测技术，从而大大提高了对相关疾病诊断的可靠性。

再如，纳米技术在引入到医学应用领域后，便显示出了宽广的应用开发前景。诸如利用纳米技术制成"生物导弹"，可导向定量给药，将肿瘤杀灭在萌芽状态。纳米细胞修复器可用于人体细胞内的线粒体、细胞核的病变等，让原有许多运用传统方法颇感"无奈"的疾病，日后运用新技术加以精准治疗成为可能。

第四节 医学的劝导或将促使一些疾病的预防效果更为明显

事实上，医学中的无奈情绪是基于对致病原因的无知、治疗措施的无助、治疗结果的无效而滋生的。临床上没有找到形成疾病的根本原因，将会无的放矢，难中靶标。明确了病因，但没有相应的治疗措施和药物，有时也恐会缘木求鱼，徒劳无功。尤其是在治疗效果不明显、医生与患者的共同愿望难以实现时，就难免不自觉地催生出"无

奈"的情绪来。

然而，在目前许多非感染性疾病占据上风时，它们大多的形成机制并非像感染性疾病发病机制那样相对单纯，尤其是像多基因遗传病和癌症之类的病患等，常常或是体内潜存着"易感"基因，当与环境和生活方式影响因素叠加时，则会增加罹患某种疾病的"易患"风险。而且，只有当这种风险在不断累积，达到最低"发病"阈值时，才有可能启动该类疾病发病的"扳机"而发生突变，而当这些"突变"了的基因又不能在自身监控系统下被及时发现，并被"吞噬"或加速"凋亡"时，则可能渐趋形成该病的表象而发病。

当广大患者在了解这些发病原理后，如能接受医学的劝导，特别注意改善人体内外环境和生活方式，尽量避免或减少接触"危险因子"，并尽可能少吃一级致癌物，如黄曲霉素及亚硝酸盐含量高的食物，或可相应减少许多相关疾病（如消化系统的癌症）的发生。避免长期摄入高脂、高糖、高钠等饮食，或可减少心血管类疾病和糖尿病的发生。既然这些疾病的治疗效果不是很理想，就不妨从一级和二级预防上着手，或许能获得事半功倍的保健效果。

我国最早期的医学典籍《黄帝内经》曾告诫人们，要"不治已病治未病，不治已乱治未乱"，否则"渴而掘井，斗而铸兵，不亦晚乎"？医学上，遇到患者"渴而掘井"，患病后再慌忙寻医的例子不胜枚举。远水难解近渴，当酿成了重症顽疾后，再去"亡羊补牢"，实为"悔之晚也"。可见，要消减医学中的无奈，仅靠医、药学家和科研工作者的努力攻关还不够，还有赖于患者的并肩而行、同舟共济。

第五节 面对医学的无奈，传统中医药或能释放出特有的光芒

当下，在破解生命科学中的难题，寻求逐步消弭医学中的无奈时，人们经意或不经意地发现，一些传统中医药却能发挥其固有的生命活力，在全球轰轰烈烈的现代科研文化烈焰中，释放出它特有的一束光芒。

一、一味普通植物药，让中国人敲开了诺贝尔"圣坛"的大门

20 世纪 60 年代，在越南的国土上，曾燃烧起了一场东西方阵营的战火抵抗。通过几年重炮利器的交火，战争摧毁了许多城市和村庄，并造成了大量人员伤亡。然而，与此同时，除了由战争对垒造成的残酷创伤之外，交战双方几乎都同时遇上一个共同的敌人难以对付，这就是热带森林中传播疟原虫的"疟蚊"，它使交战双方无法摆脱恶性疟疾的侵袭和困扰，且使奎宁类药物在许多病例中逐步产生耐药性而无效，从而使双方参战人员的战斗力受到重挫。于是，一些参战国都充分发挥了本国科研人员的创新积极性，但最后大多在化学药品合成攻关中败下阵来。值得庆幸的是，中国科研人员通过协力攻关，在中草药"青蒿"类植物中成功地提取了"青蒿素"，使其临床有效率和治愈率得以大大提高，且未发现大的副作用，耐药性产生也不明显，使这味从植物中科学提炼出来的药物，不仅成为热带丛林"疟魔"的克星，而且也为战后几十年来，非洲和东南亚国家每年几百万人摆脱"打摆子"之苦，立下了汗马功劳。进而，它也成了当代中国人为人类自然科学的殿堂中所做的"原创性贡献"的一张亮丽名片，也为2015 年 10 月，中国人堂堂正正地登上诺贝尔医学奖的领奖台奠定了坚实的基础。

二、一种"辨证论治"的精髓，催生了个体化医学思想的土壤

再从个体差异来看，现代医学虽然可从大样本中统计出发病学和治疗效果的概率，但生命多态性决定了医学的某种不确定性。这恰恰给以循证医学为主导的现代医学出了不少难题，特别是药物反应在不同人身上显示的诸多个体差异，更是如此。虽然，随着人类基因组草图的绘制，昭示了个体化医学未来的趋向性，但从人类基因组的总谱描绘到各个个体基因多态的全面揭示，它应该是一条漫长的摸索里程。而传统的中国医学，却从它的产生肇始，就是把人放在旷达的自然环境和社会环境中去观察和认识的。临床上，对许多疾病是既"辨病"，更"辨证"，无论居于东西南北之某处，还是处于某种错综复杂疾病的某个病程阶段，只要根据"四诊八纲"和其他的辨证方法，辨识出了某个反映不同疾病阶段的本质"证型"，进而即可因时、因地、因人制宜地进行有的放矢的"论治"。无论何时、何人、何地，只要抓住"证"这个"牛鼻子"，证同治亦同，证异治亦异，临床上因此而常常出现"异病同治"和"同病异治"的现象。这，恰恰可能是人类医学在未来发展中最终需求的个体化医学治疗思想的极佳体现，而且还能较好地解决医学临床上，常因现代诊断技术手段所限，不能适时地通过更为微观或更加相互联系的实证元素，进一步明确诊断而产生的无奈和无助。

三、一首"治病求本"的乐章，遏阻了不少退行性疾病的前行步伐

众所周知，老年性痴呆和癌症都是临床上极为棘手的难治病症，但不少临床实例也告诉我们，虽然当下完全治愈它们还是不大现实的，可在现代医学常规处理途径之外，中医药学可能在其有效缓解或稳定病情方面独树一帜。

　　如老年性痴呆患者，大多病例表现为大脑萎缩，体积缩小，重量减轻，脑沟加深、变宽，脑回萎缩，颞叶特别是海马区萎缩，且大脑皮质的神经元细胞多呈退行性变化；临床上表现为记忆力障碍，失语、失用、失认，视空间能力损害，抽象思维和计算力损害，人格和行为改变等。现代医学几乎对其尚无有效办法进行治疗，往往只是对一些极端行为予以对症处理。而中医学，则是从中医理论出发，基于肾为"先天之本"，"肾主骨生髓，通于脑"和"脑为髓之海"等认识，认为肾精不足，不能生髓而填充椎管和大脑，出现髓海空虚，导致大脑萎缩，继而出现神志和神情方面的系列功能障碍。因而治疗上主张补肾填精、养神醒脑，诸如选用枸杞、肉苁蓉、麦门冬、人参、黄芪、黄精、冬虫夏草、石菖蒲、远志、茯神等中药，通过不同剂型的持久使用，或可使不少临床患者病情稳定，或延缓其病情的恶性发展。

　　再如癌症，前面章节业已述及，其发病实质也是一种慢性退行性病变。目前，西医临床上，常运用手术、化疗和放疗三种方法进行治疗。事实上，不少癌症尤其是中晚期癌症，简单地采取"一切了事"，或径用化疗、放疗进行治疗，其局限性是显而易见的，而此时，中医药在临床上或许可以弥补其不足。中医学认为，几乎任何癌症都可能是"正虚邪实"或"本虚标实"的结果。所谓"正虚"，是指人体的气、血、津液、精、髓等物质的实质不足或脏腑功能减退；所谓"邪实"是指因内外各种因素导致的痰湿壅盛或邪毒瘀阻，酿成局部或多部位的"积聚"不散，久而久之便形成肿瘤。中医学讲究"治病必求其本"，所以，临床上辨证论治癌症，多以扶正祛邪、补虚逐实为主，并加以情志疏导，防止"肝气郁结"，加重病情。这一标本兼治、身心并治的综合方法的运用，在临床上屡见奇功，一些被大医院判为只有三月半载不等"寿数"的患者，通过积极配合一些具有真才实学的中医大夫的治疗，从而出现"带瘤生存"三年五年不等，或使病情获得了较长时间的稳定。

四、一碗"君臣佐使"的汤药，荡涤着病毒等恶魔的污垢残涎

特别值得一提的是，中医药在应对病毒感染性疾病中所起到的积极作用也是毋庸置疑的。

我们的先人，与病毒性疾病做斗争的历史业已不短。虽然，在人类的历史长河中，他们未能发明电子显微镜而分离出带有现代科学意义的"病毒"，但他们几乎在两千多年前，就开始意识到"病毒"应是包括在外来"六淫"之中的一种外感病邪，迨至明代，先人们又进一步认识到"病毒"是一种由人可传到人（也可由动物传到人，如狂犬病）的"温疫"之"厉气"，并提醒人们要"避之有时"。虽然，我们的先辈们受历史条件的限制，没能抓住人痘预防天花的契机，但在牛痘预防天花的免疫接种法发明之后，他们在长期与病毒类疾病做斗争的过程中，确实积累了不少宝贵的临床经验，并一直在为国人乃至世界人民的健康事业做贡献。如2003年的一场震惊世界的"非典"流行，造成人们一时的极大恐慌。当时人们对陌生病毒SARS的出现，毫无思想准备，也没有任何有效治疗手段和药物的前瞻储备。后来，国内一些大医院，尤其是南方的一些大医院，在运用激素和对症处理的同时，及早大胆地尝试采用中医药进行辨证论治，最后事实证明，那种加用中医药的中西结合方法的综合运用，不仅大大降低了其患病死亡率，还有效地阻止或降低了肺纤维化后遗症的出现，从而得到了WHO的高度认可和赞赏。

2017年至2018年冬春之际，北美和欧洲部分地区流感大流行。即使之前这些国家，许多人已注射了相关预防疫苗，群体的接种率

较高，但可能是因为流感病毒的变异，抑或是接种效果未达预期目标，最终未能阻止其流行的大趋势。据有关消息报道，美国创造了因流感病毒及并发症死亡达 4000 多人的单周记录，在流行时段内，儿童死亡病例至少达 114 人，其间英国因此而死亡的人数也达 231 人之多。也正是在这个时段，中国去冬今春的流感疫情也十分严重。尽管在疫苗接种远不如西方国家普遍的情况下，临床医生们运用中西医结合的方法进行综合治疗和预防，在尽早使用达菲等抗病毒药物之外，大多同时加用清瘟败毒饮、银翘解毒剂、牛黄清心剂和板蓝根之类的中药等进行综合治疗和预防，其结果是不但使流感流行大趋势得以有效遏制，其患病死亡率也大大低于欧美国家的比例，况且其并发症的治疗效果也非常显著。而大洋彼岸的美国，发现许多流感并发症的患者，咳嗽常常缠绵难愈，因而一时对咳嗽久治不愈、疗效较好的中成药（如枇杷露止咳糖浆之类）被炒得一时洛阳纸贵，价格倍增。从而让传统中医药在应对病毒性疾病及其并发症的治疗中，因独特的治疗效果而占有自己的一席之地。

可以说，传统中医药在临床上的可靠疗效，决定了它在人们的未来生活中较长期存在的合理性和合法性。事实证明，对人类健康管理环节中出现的一时缺位或无奈状况，传统中医药往往可以显示出较好的补位作用，值得人们倍加珍视，并努力发掘，加以善用。

第六节　生命之躯本无价，生命的尊严更崇高

医者的天职无疑是救死扶伤和解除痛苦。患者的生命至高无上，临床上无论出现何种情况，挽救患者的生命永远是第一位的。在危笃

的生命与费用支出的天平上，砝码永远应该向生命一端倾斜。对此，在政府的医疗救助体系和医疗机构的具体操作中，不应留有任何选择的余地。稍纵即逝的生命救助机会，不会接受"做错了可以再来"的假设。而且每个生命，无论贫富贵贱，都是国家的子民，苍生的后代，理应一视同仁，这一点，或许应该成为各级政府和全体公民的共识。

其次，医疗机构的医务人员，在处理复杂病症的时候，往往有许多选择，成百上千年的约定俗成，决定了不同医疗手段的"殊途同归"。但在选择其中的治疗方法时，如何既以最有效地救助生命为准绳，又以维护患者生命的尊严为旨归？如何在可手术可不手术的情况下，尽量避免只图生物学上的快捷了事，而不注重患者术后伴随一生的人文痛苦？如何在帮助患者解除肉体痛苦的同时，促使他们在生命的必要尊重和精神的慰藉以及人格的完善等方面，更有获得感？如何让人活得更长久且更有生命质量等，都可能是我们人类的医学在日后进一步深化内涵时，需要着实重点考量的。

另外，在中国的传统文化中，人们习惯地认为，道教"贵生"，佛教"重死"，其实质是说，道教在养生方面探奥发微者居多，而佛教在追求"圆寂"和"升天"的境界中获得升华者不少。事实上，几千年的中华传人，在认识生老病死的自然规律中，曾经融入了不少其他文化（含外域文化）的元素。只是我们在不断传递的过程中，自觉和不自觉地丢失了不少。譬如，在对待死者和死亡的问题上，西方国家就有值得我们借鉴之处。

在西方国家的不少医院，"不治"的死者遗体在即将送入太平间之前，所有值班人员都会自觉地放下手中的工作，肃穆地排立在病房走廊的两旁，低头恭送死者进入所谓的"天国"，以示敬重。而我国一些医院的医护人员，对此却不太注意，对抢救无效、刚刚过世的死者，毫不注意在场亲属的痛苦感受，只是催促其快速抬送太平间。个别地方，患者甚至还没有进入生物学死亡期，就有几家殡仪馆的运送车停留在医院后面试图抢占"先机"，个别人竟然为一时的经济效益，置亲属的痛苦感受而不顾，出现抢运遗体而大动干戈的现象。其行为之卑贱、人性之悲催令人汗颜。

人，永远是地球上的最高贵、最有尊严的生灵。生命之躯虽不能逆自然规律而永恒存在，但它在生命传递过程中自然获得的生存权，和出生后在社会中逐渐形成和释放的不同人格，都应得到广泛的尊重，其生命历程中的生、老、病、死各阶段，都应闪烁着尊严的光辉。

生命之躯本无价，生命的尊严更崇高。国学大师南怀瑾先生说过，尊严是人生最大的本钱。人们追求的应该是更有质量、更有尊严的生命，而不仅仅是简单地增加了生命长度的躯壳。

综上所述，医学中的无奈并非无解，只可能是求解探索之路难言短暂。而且，医学中的无奈可能会是医学发展道路上的阶段性伴生物，一个阶段的无奈被消除了，有了解决的办法，但随着时间和环境的变化，没准又会产生新的无奈。人们不能奢望一觉醒来，医学中的许多难题就迎刃而解了。只是我们必须正视的是：医学中的无奈，绝不应该成为我们尊重生命和敬畏生命的掣肘者和障碍物。

医学难免有无奈，生命不可没尊严。

在公平而有序的社会中，对于每一个生命的载体，或富或贫，或贵或贱，或居庙堂之高，或处江湖之远，其底色都应该是有尊严的。

况且，在生物医学中遇上的难题，也不应妨碍我们到社会医学、心身医学或预防医学中去求解。这不仅是当下医学模式变更之所必需，也是医学全面回归到服务生命的本质之所使然。

再则，医学是融医理、法理、哲理和伦理等学理知识为一体的综合性科学。其中，医理是医学中最为重要的学理和事理，是所有医术和医技的学理汇集，是医学的框架和躯干，是支撑和反映医学发展与进步的最核心部分。法理是医学理论和医学实践运用中的规章和规矩，是医技、医术得以充分展示的规则和保障，它体现在所有疾病的诊断和治疗指南中，并将医者们的所有医疗行为约束在规范的轨道里运行。哲理是医学中的医理探索、医术施展及其思维规律的建构和法理规范所建立的导向标，在哲理的框架下，医学的理论创立和医学技术、医学技能、医疗行为的施展都建立在科学的而不是迷信的、动态的而不是静止的、既是物质的又是精神的、既有普遍性又有特殊性的范畴。而伦理则是医学的精神内核，是医学的灵魂。无论医学技术实施过程中的"救死"还是"扶伤"（解除痛苦），都属于一种尊重生命、敬畏生命的伦理行为。任何医学行为，离开了这种最高的伦理准则，都将会沦落为一种单纯的职业驱使和利益追逐，都将会让医学退化为一种无道德约束、无伦理价值取向、无科学灵魂的纯粹的"技术活"。

综观当代医学的发展和进步，其医理、法理和哲理的内涵都在得到进一步丰富，但其伦理道德规范却难遂人愿，甚至出现某种程度的滑坡，涉及矛盾冲突的医患双方都还存在一定的沟通和"自律"空间。我们相信，只有待诸伦理协同医理、法理和哲理等方面都得到进一步完善，才会更好地催生患者生命的尊严，更好地催升医者人格的完美，更好地催化医学内涵的饱满与纯真，才可能让医学自身在健康的轨道上走得更远，更加充满内生活力。

参考文献

[1] 冯秀婷 . 潜意识（第 1 版）[M]. 北京：中国法制出版社，2016：116-168.

[2] 高也陶 . 医学与宗教 [J]. 医学与哲学，2000，21（7）：12-15.

[3][法] 埃米尔·迪尔凯姆 . 冯韵文译 . 自杀论（1996 年 12 月第 1 版）[M]，北京：商务印书馆，2013：135-299.

[4][古希腊] 亚里土多德 . 吴寿静译 . 灵魂论及其他（1999 年 1 月第 1 版）[M]，北京：商务印书馆，2016：134-297.

[5] 付松滨，等 . 医学生物学（第 8 版）[M]. 北京：人民卫生出版社，2014：50-155.

[6] 左伋，等 . 医学遗传学（第 6 版）[M]，北京：人民卫生出版社，2015：7-251.

[7] 曹雪涛，等 . 医学免疫学（第 6 版）[M]. 北京：人民卫生出版社，2014：5-181.

[8][法] 一行禅师 . 邓育渠，唐雪梅译 . 沉默的正念（第 1 版）[M]. 北京：国际文化出版公司，2016：49-147.

[9] 马建辉，闻德亮，等 . 医学导论（第 4 版）[M]. 北京：人民卫生出版社，2015：2-194.

[10] 柏树令，应大君，等 . 系统解剖学（第 8 版）[M]. 北京：人民卫生出版社，2013：275-298.

[11] 李康，贺佳，等 . 医学统计学（第 6 版）[M]，北京：人民卫生出版社，2014：2-7.

[12][以色列] 尤瓦尔·赫拉利 . 林俊宏译 . 人类简史（2017 年 2 月第 2 版）[M]. 北京：中信出版集团，2017：199-370.

［13］邹宇华，王柳行．社会医学（第2版）［M］．北京：科学出版社，2016：15-314.

［14］杨宝峰，等．药理学（第8版）［M］．北京：人民卫生出版社，2005：2-418.

［15］张志刚．宗教学是什么（第2版）［M］．北京：北京大学出版社，2016：23-388.

［16］李俊，等．临床药理学（第5版）［M］．北京：人民卫生出版社，2015：3-406.

［17］杨良．药理依赖学（第1版）［M］．北京：人民卫生出版社，2015：3-240.

［18］朱大年，王庭槐，等．生理学（第8版）［M］．北京：人民卫生出版社，2015：120-279.

［19］孙福川，于明旭，等．医学伦理学（第4版）［M］．北京：人民卫生出版社，2013：168-212.

［20］王建枝，殷莲华，等．病理生理学（第8版）［M］．北京：人民卫生出版社，2014：11-45.

［21］邹仲之，李继承，等．组织学与胚胎学（第8版）［M］．北京：人民卫生出版社，2015：178-233.

［22］国家卫生和计划生育委员会编．中国卫生和计划生育统计年鉴（第1版）［M］．北京：中国协和医科大学出版社，2014：247-405.

［23］陈誉华，等．医学细胞生物学（第5版）［M］．北京：人民卫生出版社，2014：33-240.

［24］［德］尤格·布莱克．穆易译．无效的治疗——手术刀下的谎言和药瓶里的欺骗（第1版）［M］．北京：北京师范大学出版社，2007：2-65.

［25］付华，等．预防医学（第6版）［M］．北京：人民卫生出版社，2013：5-406.

［26］沈洪兵，齐秀英，等．流行病学（第8版）［M］．北京：人民卫生出版社，2013：125-140.

［27］李兰娟，任红，等．传染病学（第8版）［M］．北京：人民卫生出版社，2015：19-63.

［28］侯岩，陈贤义．中国卫生年鉴（第1版）［M］．北京：人民卫生出版社，2014：168-271.

［29］刘续宝，王素萍，等．临床流行病学与循证医学（第4版）［M］．北京：人民卫生出版社，2013：153-226.

［30］陈孝平，汪建成，等．外科学（第8版）［M］．北京：人民卫生出版社，2014：78-753.

［31］郝伟，于欣，等．精神病学（第7版）［M］．北京：人民卫生出版社，2014：2-182.

［32］沈洪，刘中民，等．急诊与灾难医学（第2版）［M］．北京：人民卫生出版社，2013：216-272.

［33］贾建平，陈生第，等．神经病学（第7版）［M］．北京：人民卫生出版社，2014：49-233.

［34］葛均波，徐永健，等．内科学（第8版）［M］．北京．人民卫生出版社，2015：13-751.

［35］王卫平，等．儿科学（第8版）［M］．北京：人民卫生出版社，2015：93-155.

［36］谢幸，苟文丽，等．妇产科学（第8版）［M］．北京：人民卫生出版社，2015：120-315.

［37］张学军，等．皮肤性病学（第8版）［M］．北京：人民卫生出版社，2014：116-138.

［38］潘芳，吉峰，等．心身医学（第2版）［M］．北京：人民卫生出版社，2013：2-195.

［39］刘树伟，李瑞锡，等．局部解剖学（第8版）［M］．北京：人民卫生出版社，

2015：194-212.

［40］姚树桥，杨彦春，等．医学心理学（第6版）[M].北京：人民卫生出版社，
2015：22-136.

［41］李凡，徐志凯，等．医学微生物学（第8版）[M].北京：人民卫生出版社，
2014：59-249.

［42］王冠军，赫捷，等．肿瘤学概论（第1版）[M].北京：人民卫生出版社，
2013：1-214.

［43］[法]冉克雷维·戴捷译．不可逆转的时刻：关于死亡哲学的84则对话[M],
上海：三联书店出版社，2007：56-57.

［44］[美]史蒂夫·乔布斯．参加斯坦福大学的毕业典礼演讲[DB.OL].荆楚网
（武汉），2011-10-08，16：14.

后　记

　　今天，拙作《医学的无奈与生命的尊严——透过医学难题看生命的底色》一书得以正式付梓，还有极为重要的致谢环节无论如何也不敢遗忘！

　　首先要真诚感谢国家卫生部原部长、医学专家张文康先生！老领导出自对后学的鼓励，更是出自对医学未来健康发展的期待，在详阅书稿后，欣然应允命笔作序，提纲挈领，画龙点睛，寥寥数笔，即勾勒出该书之魂魄，从而使本书增色甚多（在此要特别感谢湖南省卫生厅原厅长、现湖南省政协副主席张健先生的鼎力相荐）。其次要着重感谢的是学者型老领导、老朋友、老同事，湖南师范大学原党委书记、湖南省委党校原常务副校长张国骥先生，他从我拟写拙作的意向和构思，甚至到文字数量的多少与出版社的选择等方面屡提高见，并拨冗作序，让我获益良多。可以说，没有国骥先生的精心指点，就很难有《医学的无奈与生命的尊严——透过医学难题看生命的底色》的问世，只能大恩不言谢了。同时还得好好感谢湖南师大医学院原院长符晓华教授，获医学博士后先后在美国高校任高级教职多年、被引进到湖南师大任基础医学系主任的邓锡云教授，师大生命科学院的汪保和教授，生命科学院原院长向双林教授，文化大咖、商务印书馆世界文化艺术总监一清先生等学术名流们，他们各自在本书的着墨定位上都提出了许多真知灼见，让我受益匪浅。感谢岳阳市作协副主席、国家作协会员刘祖保先生，湖南中医药大学副教授刘湘丹博士等详细地为文字修改提出不少颇为受用的建议！还要感谢北京师范大学副校长陈光巨教授，清华大学人文学院院长、中国伦理学会会长、资深教授万俊人先生在百忙中阅示了部分章节。同时，怎么也不会忘却的是，在如何选择出版单位和进行相关联系方面，委实要万分感谢湖南师大图书馆馆长（原出版社社长）周玉波先生、原总编郭声健先生和北京银谷制药有限公司执行总裁谷陟欣研究员，他们为此付出了极大的努力。另外，湖南师大继续教育学院院长马卫平教授、科技处副处长余自娥女士、师大医学院金红教授、医学院党办主任杨洁芳老师、老同学郑再贤老师以及在湖南师大第一附属医院（湖南省人民医院）外科工作的王庆博士等，他们都从不同角度提出了具有建设性的建议；还有同层办公楼的张珊、唐雪梅、罗艳红、魏选东等几位硕士研究生同学，在书稿的文档处理和图表建构中，都热情地伸出了援手，在此一并谨致谢忱！

更为重要的是，还要真真切切地感谢广西师范大学出版社，是他们为我提供了一次合作和学习的机会，他们从内容增删、文字斟酌与勘定、装帧设计、销售部署等方面都付出了许多心血，作者在此一并鞠躬致谢！

当然，还要感谢内人和孩子们的道义支持与无私奉献，让出版此书的愿望得以实现。

最后，可能要提前感谢那些未来或许对拙作产生些许兴趣，并劳心费神地去启卷一读的读者朋友们！朋友们的热心参阅，恰恰是作者的一分羞涩初衷；同时，还要感谢那些颇有造诣且能隐忍作者班门弄斧，而拨冗一阅和质疑赐教的医门之师们！因为，大家都可能业已强烈意识到，医患的共同关注和专家们的盎然兴趣，或许才是推动医学事业健康发展的不竭动力。

倘蒙如此，实乃大幸！亦最终之愿也。

卢岳华

2018年9月